U0335271

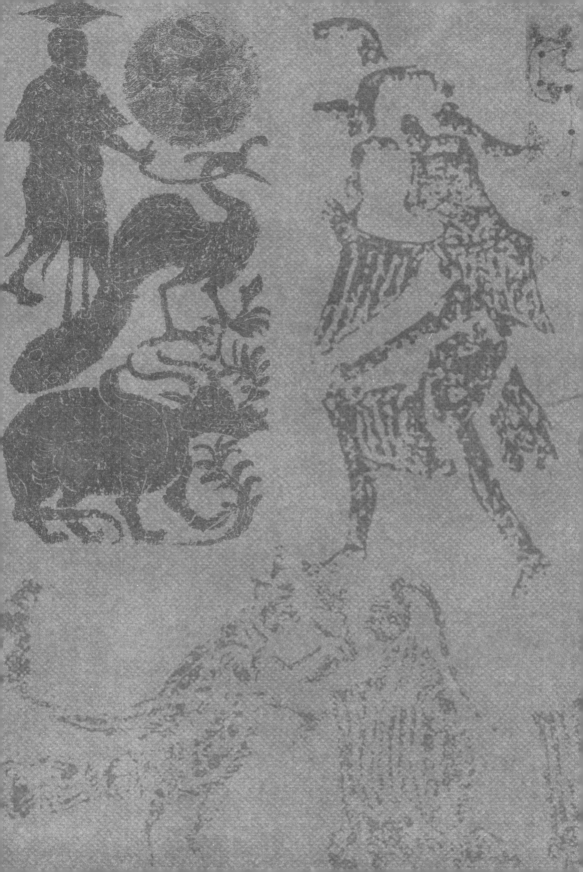

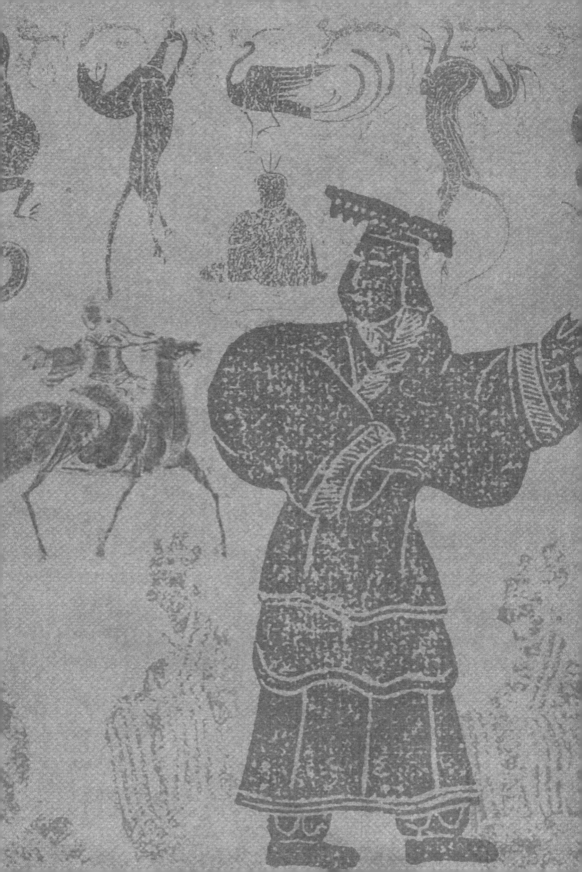

中国古医籍整理丛书

本 经 经 释

清·姜国伊　著

陈居伟　郭玉晶　董利利　校注

中国中医药出版社
·北　京·

图书在版编目（CIP）数据

本经经释/（清）姜国伊著；陈居伟，郭玉晶，董利利校注.
—北京：中国中医药出版社，2015.12
（中国古医籍整理丛书）
ISBN 978 - 7 - 5132 - 2221 - 1

Ⅰ.①本…　Ⅱ.①姜…　②陈…　③郭…　④董…
Ⅲ.①《神农本草经》-注释　Ⅳ.①R281.2

中国版本图书馆 CIP 数据核字（2014）第 289161 号

中国中医药出版社出版
北京市朝阳区北三环东路 28 号易亨大厦 16 层
邮政编码　100013
传真　010 64405750
保定市中画美凯印刷有限公司印刷
各地新华书店经销
＊
开本 710×1000　1/16　印张 10　字数 74 千字
2015 年 12 月第 1 版　2015 年 12 月第 1 次印刷
书　号　ISBN 978 - 7 - 5132 - 2221 - 1
＊
定价　30.00 元
网址　www.cptcm.com

社长热线　010 64405720
购书热线　010 64065415　010 64065413
微信服务号　zgzyycbs
书店网址　csln.net/qksd/
官方微博　http://e.weibo.com/cptcm
淘宝天猫网址　http://zgzyycbs.tmall.com

国家中医药管理局
中医药古籍保护与利用能力建设项目
组织工作委员会

项目专家组

顾　问　马继兴　张灿玾　李经纬

组　长　余瀛鳌

成　员　李致忠　钱超尘　段逸山　严世芸　鲁兆麟
　　　　郑金生　林端宜　欧阳兵　高文柱　柳长华
　　　　王振国　王旭东　崔　蒙　严季澜　黄龙祥
　　　　陈勇毅　张志清

项目办公室（组织工作委员会办公室）

主　任　王振国　王思成

副主任　王振宇　刘群峰　陈榕虎　杨振宁　朱毓梅
　　　　刘更生　华中健

成　员　陈丽娜　邱　岳　王　庆　王　鹏　王春燕
　　　　郭瑞华　宋咏梅　周　扬　范　磊　张永泰
　　　　罗海鹰　王　爽　王　捷　贺晓路　熊智波

秘　书　张丰聪

前　言

　　中医药古籍是传承中华优秀文化的重要载体，也是中医学传承数千年的知识宝库，凝聚着中华民族特有的精神价值、思维方法、生命理论和医疗经验，不仅对于传承中医学术具有重要的历史价值，更是现代中医药科技创新和学术进步的源头和根基。保护和利用好中医药古籍，是弘扬中国优秀传统文化、传承中医学术的必由之路，事关中医药事业发展全局。

　　1949 年以来，在政府的大力支持和推动下，开展了系统的中医药古籍整理研究。1958 年，国务院科学规划委员会古籍整理出版规划小组在北京成立，负责指导全国的古籍整理出版工作。1982 年，国务院古籍整理出版规划小组召开全国古籍整理出版规划会议，制定了《古籍整理出版规划（1982—1990）》，卫生部先后下达了两批 200 余种中医古籍整理任务，掀起了中医古籍整理研究的新高潮，对中医文化与学术的弘扬、传承和发展，发挥了极其重要的作用，产生了不可估量的深远影响。

　　2007 年《国务院办公厅关于进一步加强古籍保护工作的意见》明确提出进一步加强古籍整理、出版和研究利用，以及

"保护为主、抢救第一、合理利用、加强管理"的方针。2009年《国务院关于扶持和促进中医药事业发展的若干意见》指出，要"开展中医药古籍普查登记，建立综合信息数据库和珍贵古籍名录，加强整理、出版、研究和利用"。《中医药创新发展规划纲要（2006—2020）》强调继承与创新并重，推动中医药传承与创新发展。

2003~2010年，国家财政多次立项支持中国中医科学院开展针对性中医药古籍抢救保护工作，在中国中医科学院图书馆设立全国唯一的行业古籍保护中心，影印抢救濒危珍本、孤本中医古籍1640余种；整理发布《中国中医古籍总目》；遴选351种孤本收入《中医古籍孤本大全》影印出版；开展了海外中医古籍目录调研和孤本回归工作，收集了11个国家和2个地区137个图书馆的240余种书目，基本摸清流失海外的中医古籍现状，确定国内失传的中医药古籍共有220种，复制出版海外所藏中医药古籍133种。2010年，国家财政部、国家中医药管理局设立"中医药古籍保护与利用能力建设项目"，资助整理400余种中医药古籍，并着眼于加强中医药古籍保护和研究机构建设，培养中医古籍整理研究的后备人才，全面提高中医药古籍保护与利用能力。

在此，国家中医药管理局成立了中医药古籍保护和利用专家组和项目办公室，专家组负责项目指导、咨询、质量把关，项目办公室负责实施过程的统筹协调。专家组成员对古籍整理研究具有丰富的经验，有的专家从事古籍整理研究长达70余年，深知中医药古籍整理研究的重要性、艰巨性与复杂性，履行职责认真务实。专家组从书目确定、版本选择、点校、注释等各方面，为项目实施提供了强有力的专业指导。老一辈专家的学术水平和智慧，是项目成功的重要保证。项目承担单位山东中医药大学、南京中医药大学、上海中医药大学、福建中医药大学、浙江省中医药研究院、陕西省中医药研究院、河南省中医药研究院、辽宁中医药大学、成都中医药大学及所在省市中医药管理部门精心组织，充分发挥区域间互补协作的优势，并得到承担项目出版工作的中国中医药出版社大力配合，全面推进中医药古籍保护与利用网络体系的构建和人才队伍建设，使一批有志于中医学术传承与古籍整理工作的人才凝聚在一起，研究队伍日益壮大，研究水平不断提高。

　　本着"抢救、保护、发掘、利用"的理念，该项目重点选择近60年未曾出版的重要古医籍，综合考虑所选古籍的保护价值、学术价值和实用价值。400余种中医药古籍涵盖了医经、基础理论、诊法、伤寒金匮、温病、本草、方书、内科、外科、女科、儿科、伤科、眼科、咽喉口齿、针灸推拿、养生、医案医话医论、医史、临证综合等门类，跨越唐、宋、金元、明以迄清末。全部古籍均按照项目办公室组织完成的行业标准《中医古籍整理规范》及《中医药古籍整理细则》进行整理校注，绝大多数中医药古籍是第一次校注出版，一批孤本、稿本、抄本更是首次整理面世。对一些重要学术问题的研究成果，则集中收录于各书的"校注说明"或"校注后记"中。

　　"既出书又出人"是本项目追求的目标。近年来，中医药古籍整理工作形势严峻，老一辈逐渐退出，新一代普遍存在整理研究古籍的经验不足、专业思想不坚定等问题，使中医古籍整理面临人才流失严重、青黄不接的局面。通过本项目实施，搭建平台，完善机制，培养队伍，提升能力，经过近5年的建设，锻炼了一批优秀人才，老中青三代齐聚一堂，有效地稳定了研究队伍，为中医药古籍整理工作的开展和中医文化与学术的传承提供必备的知识和人才储备。

本项目的实施与《中国古医籍整理丛书》的出版，对于加强中医药古籍文献研究队伍建设、建立古籍研究平台，提高古籍整理水平均具有积极的推动作用，对弘扬我国优秀传统文化，推进中医药继承创新，进一步发挥中医药服务民众的养生保健与防病治病作用将产生深远影响。

第九届、第十届全国人大常委会副委员长许嘉璐先生，国家卫生计生委副主任、国家中医药管理局局长、中华中医药学会会长王国强先生，我国著名医史文献专家、中国中医科学院马继兴先生在百忙之中为丛书作序，我们深表敬意和感谢。

由于参与校注整理工作的人员较多，水平不一，诸多方面尚未臻完善，希望专家、读者不吝赐教。

国家中医药管理局中医药古籍保护与利用能力建设项目办公室
二〇一四年十二月

许 序

　　"中医"之名立，迄今不逾百年，所以冠以"中"字者，以别于"洋"与"西"也。慎思之，明辨之，斯名之出，无奈耳，或亦时人不甘泯没而特标其犹在之举也。

　　前此，祖传医术（今世方称为"学"）绵延数千载，救民无数；华夏屡遭时疫，皆仰之以度困厄。中华民族之未如印第安遭染殖民者所携疾病而族灭者，中医之功也。

　　医兴则国兴，国强则医强。百年运衰，岂但国土肢解，五千年文明亦不得全，非遭泯灭，即蒙冤扭曲。西方医学以其捷便速效，始则为传教之利器，继则以"科学"之冕畅行于中华。中医虽为内外所夹击，斥之为蒙昧，为伪医，然四亿同胞衣食不保，得获西医之益者甚寡，中医犹为人民之所赖。虽然，中国医学日益陵替，乃不可免，势使之然也。呜呼！覆巢之下安有完卵？

　　嗣后，国家新生，中医旋即得以重振，与西医并举，探寻结合之路。今也，中华诸多文化，自民俗、礼仪、工艺、戏曲、历史、文学，以至伦理、信仰，皆渐复起，中国医学之兴乃属必然。

迄今中医犹为国家医疗系统之辅,城市尤甚。何哉?盖一则西医赖声、光、电技术而于20世纪发展极速,中医则难见其进。二则国人惊羡西医之"立竿见影",遂以为其事事胜于中医。然西医已自觉将入绝境:其若干医法正负效应相若,甚或负远逾于正;研究医理者,渐知人乃一整体,心、身非如中世纪所认定为二对立物,且人体亦非宇宙之中心,仅为其一小单位,与宇宙万象万物息息相关。认识至此,其已向中国医学之理念"靠拢"矣,虽彼未必知中国医学何如也。唯其不知中国医理何如,纯由其实践而有所悟,益以证中国之认识人体不为伪,亦不为玄虚。然国人知此趋向者,几人?

国医欲再现宋明清高峰,成国中主流医学,则一须继承,一须创新。继承则必深研原典,激清汰浊,复吸纳西医及我藏、蒙、维、回、苗、彝诸民族医术之精华;创新之道,在于今之科技,既用其器,亦参照其道,反思己之医理,审问之,笃行之,深化之,普及之,于普及中认知人体及环境古今之异,以建成当代国医理论。欲达于斯境,或需百年欤?予恐西医既已醒悟,若加力吸收中医精粹,促中医西医深度结合,形成21世纪之新医学,届时"制高点"将在何方?国人于此转折之机,能不忧虑而奋力乎?

予所谓深研之原典,非指一二习见之书、千古权威之作;就医界整体言之,所传所承自应为医籍之全部。盖后世名医所著,乃其秉诸前人所述,总结终生行医用药经验所得,自当已成今世、后世之要籍。

盛世修典,信然。盖典籍得修,方可言传言承。虽前此50余载已启医籍整理、出版之役,惜旋即中辍。阅20载再兴整理、出版之潮,世所罕见之要籍千余部陆续问世,洋洋大观。

今复有"中医药古籍保护与利用能力建设"之工程，集九省市专家，历经五载，董理出版自唐迄清医籍，都 400 余种，凡中医之基础医理、伤寒、温病及各科诊治、医案医话、推拿本草，俱涵盖之。

　　噫！璐既知此，能不胜其悦乎？汇集刻印医籍，自古有之，然孰与今世之盛且精也！自今而后，中国医家及患者，得览斯典，当于前人益敬而畏之矣。中华民族之屡经灾难而益蕃，乃至未来之永续，端赖之也，自今以往岂可不后出转精乎？典籍既蜂出矣，余则有望于来者。

　　谨序。

第九届、十届全国人大常委会副委员长

许嘉璐

二〇一四年冬

王 序

中医学是中华民族在长期生产生活实践中，在与疾病作斗争中逐步形成并不断丰富发展的医学科学，是中国古代科学的瑰宝，为中华民族的繁衍昌盛作出了巨大贡献，对世界文明进步产生了积极影响。时至今日，中医学作为我国医学的特色和重要医药卫生资源，与西医学相互补充、相互促进、协调发展，共同担负着维护和促进人民健康的任务，已成为我国医药卫生事业的重要特征和显著优势。

中医药古籍在存世的中华古籍中占有相当重要的比重，不仅是中医学术传承数千年最为重要的知识载体，也是中医为中华民族繁衍昌盛发挥重要作用的历史见证。中医药典籍不仅承载着中医的学术经验，而且蕴含着中华民族优秀的思想文化，凝聚着中华民族的聪明智慧，是祖先留给我们的宝贵物质财富和精神财富。加强对中医药古籍的保护与利用，既是中医学发展的需要，也是传承中华文化的迫切要求，更是历史赋予我们的责任。

2010年，国家中医药管理局启动了中医药古籍保护与利用能力建设项目。这既是传承中医药的重要工程，也是弘扬优秀民族文化的重要举措，不仅能够全面推进中医药的有效继承和创新发展，为维护人民健康做出贡献，也能够彰显中华民族的璀璨文化，为实现中华民族伟大复兴的中国梦作出贡献。

相信这项工作一定能造福当今，嘉惠后世，福泽绵长。

国家卫生与计划生育委员会副主任

国家中医药管理局局长

中华中医药学会会长

王国强

二〇一四年十二月

马 序

新中国成立以来，党和国家高度重视中医药事业发展，重视古籍的保护、整理和研究工作。自 1958 年始，国务院先后成立了三届古籍整理出版规划小组，分别由齐燕铭、李一氓、匡亚明担任组长，主持制订了《整理和出版古籍十年规划（1962—1972）》《古籍整理出版规划（1982—1990）》《中国古籍整理出版十年规划和"八五"计划（1991—2000）》等，而第三次规划中医药古籍整理即纳入其中。1982 年 9 月，卫生部下发《1982—1990 年中医古籍整理出版规划》，1983 年 1 月，中医古籍整理出版办公室正式成立，保证了中医古籍整理出版规划的实施。2002 年 2 月，《国家古籍整理出版"十五"（2001—2005）重点规划》经新闻出版署和全国古籍整理出版规划领导小组批准，颁布实施。其后，又陆续制定了国家古籍整理出版"十一五"和"十二五"重点规划。国家财政多次立项支持中国中医科学院开展针对性中医药古籍抢救保护工作，文化部在中国中医科学院图书馆专门设立全国唯一的行业古籍保护中心，国家先后投入中医药古籍保护专项经费超过 3000 万元，影印抢救濒危珍、善、孤本中医古籍 1640 余种，开展了海外中医古籍目录调研和孤本回归工作。2010 年，国家财政部、国家中医药管理局安排国家公共卫生专项资金，设立了"中医药古籍保护与利用能力建设项目"，这是继 1982～1986 年第一批、第二批重要中医药古籍整理之后的又一次大规模古籍整理工程，重点整理新中国成立后未曾出版的重要古籍，目标是形成并普及规范的通行本、传世本。

为保证项目的顺利实施，项目组特别成立了专家组，承担咨询和技术指导，以及古籍出版之前的审定工作。专家组中的许多成员虽逾古稀之年，但老骥伏枥，孜孜不倦，不仅对项目进行宏观指导和质量把关，更重要的是通过古籍整理，以老带新，言传身教，培养一批中医药古籍整理研究的后备人才，促进了中医药古籍保护和研究机构建设，全面提升了我国中医药古籍保护与利用能力。

作为项目组顾问之一，我深感中医药古籍保护、抢救与整理工作的重要性和紧迫性，也深知传承中医药古籍整理经验任重而道远。令人欣慰的是，在项目实施过程中，我看到了老中青三代的紧密衔接，看到了大家的坚持和努力，看到了年轻一代的成长。相信中医药古籍整理工作的将来会越来越好，中医药学的发展会越来越好。

欣喜之余，以是为序。

中国中医科学院研究员

马继兴

二〇一四年十二月

校注说明

　　《本经经释》由清代医家姜国伊著。姜国伊，字尹人，生卒年不详，四川郫县人，业儒，举孝廉。幼颖悟勤学，弱龄工诗赋，长笃志经学，尤专于《易》，并精医理。姜氏以著作颇丰而闻名于当地，其著作主要有《守中正斋丛书》《姜氏医学丛书》传世。

　　《本经经释》分上、下册，上册注解《本经》上品药120种，下册注解中品药120种及从下品药中移入的连翘一味，全书共释药241种。作者采取以经解经的方法注释《本经》，尤强调药性功效，重视宗气、冲脉、三焦等之功用，如"序例"中言："于众所忽略者，每详言之，如宗气、冲脉、三焦之类于《内经》分见者，每互引之，如九窍、胞、荣之类。"

　　本次整理以中国中医科学院所藏清光绪十八年壬辰（1892）成都黄氏茹古书局《姜氏医学丛书》刻本为底本，以天津中医药大学馆藏"清刻本"为主校本，清光绪十八年壬辰（1892）成都黄氏茹古书局《神农本经》为参校本，他校选用京口文成堂本《黄帝内经》、赵开美本《伤寒论》、邓珍本《金匮要略方论》、丁锦《古本难经阐注》、商务印书馆《华氏中藏经》、尚志钧辑《名医别录》等。校记注文中姜氏所辑《神农本经》，简称姜辑《本经》；《本经经释》天津中医药大学馆藏"清刻本"简称"清刻本"；《黄帝内经》分别根据所引内容称《素问》或《灵枢》；赵开美本《伤寒论》简称《伤寒论》；邓珍本《金匮要略方论》简称《金匮》。

　　本次整理以对校为主，四校合参。具体处理原则如下：

　　1. 采用现代标点符号，对原书进行重新标点。

　　2. 原繁体竖排改为简体横排，代表前文的"右"字，一律改为"上"字。特殊用字保留原貌。

3. 药名尽量规范统一，如紫苑→紫菀，兔丝子→菟丝子，菌桂→箘桂，薪冥子→薪蓂子等。特殊情况保留原药名，如卮子不改为栀子。

4. 底本中的异体字、古体字、俗写字等，以通行简化字律齐，如：徧→遍，洩→泄，四支→四肢，臑肪→雁肪，亶中→膻中，欬→咳等。原文中如"疸者，黄瘅也"互解，保持原样不作改变。

5. 通假字出注说明本字。

6. 难解字词加以注释。

7. 底本因写刻所致明显错讹之处，径改；凡底本与校本不同，显系底本错误者，据校本改；凡底本与校本不同而文义皆通，或难以判定何者为是，出校记以存异；凡底本引用他书之处有删节或改动，不失原意者，不改原文，不出校记。凡底本无误，校本有误者，一律不出校记。

8. 对底本脱字或漫漶处一一据"清刻本"补，正文中出校标识。底本与校本中均模糊不清、难以辨认的文字，以虚阙号"□"按所脱字数补入，并在校记中说明。

9. 此次整理，据正文将每一味药列于相应条文前，编排后重新列目，整理后的目录处不出校。因该书正文仅注解姜辑《本经》中上、中品药物，而原目录中包含姜辑《本经》中的全部上、中、下三品药物名称，故将原书目录附于后，以备查。

10. 原书正文作者注释部分，有"○"的保留。

序　例

计并入四种，移入三种，附六十种，复合于古经三品三百六十五药之数，象天度成岁功也，并附以象闰①也。

前刊《本经》遵旧目，存古也；今注《本经》改次序，复古也。

凡并、附药必注明，俾检阅辨析也。

古药名有可考正者，如椒去秦，芫去秦，茱萸去吴，梣皮易秦，石下长卿并徐长卿，白余粮易禹，则神农本名也。有不可改正者，王不留行、王瓜、王孙则以神农称皇、称炎帝也，或王不留行者大不留行也，王瓜者土瓜误也，王孙者黄孙误也。

诸家注皆以臆度，今国伊注惟遵《内经》以圣解圣，盖其慎也。

凡撰用《内经》有专引一篇者，有兼引二篇者，有并引三四篇者，只以"经言"二字统之，盖取辞达也。

《内经》诸刊本文字各异皆引之，不专用一家言也。

注虽复作，然国伊旧注亦附存一二，俾后人知我年久心苦也。

三品药所行各有部位层次，惟熟读本文及《内经》，自知之不可混也。

君臣佐使配合又各有妙用，熟玩《伤寒》《金匮》方及

---

①象闰：即"置闰"，揲算法中经过揲算后的余数。《易·系辞传》载："大衍之数五十，其用四十有九。分而为二以象两，挂一以象三，揲之以四以象四时，归奇于扐以象闰，五岁再闰，故再扐而后挂。"此处指入《本经》的三品药中的正药所附之物，如苗、叶、根、花等。

《千金》方自知之，不可忽也，然其本性必不可不知也。

药注今名、俗名，易于查用也。

有自上下者，有自下上者，有自外入内者，有自内出外者，有在一处者，有在数处者，有在一身者。

于众所忽略者，每详言之，如宗气、冲脉、三焦之类于《内经》分见者，每互引之，如九窍、胞、荣之类。

目　录

上 品

丹 砂

丹砂者，火色赤而石气镇也。经曰：心者君主之官，神明出焉。甘微寒者，邪闭欲动而神明昏灼也，甘调风而微寒镇热也。经言：风百病之长也，诸血皆属于心。身体五脏百病者，邪在三阴脉络，则乱其喜、怒、忧、恐、思之正而百体不宁也。心为一身主也。养精神安魂魄者，心镇而五脏安也。益气者，宗气贯心脉而行呼吸也。经言：心主脉，诸脉皆属于目。明目者，心脉循目系而五脏之精阳气通也。杀精魅邪恶鬼者，心神定也。不老者，心生血而毛发黑也。能化为澒①者，君火正而神化通乎肾也。

云 母

经曰：地气上为云，云出天气。云母者，云上布而石母镇也。甘平，调也。身，全体也。皮，表也。死肌，气不荣也。身皮死肌中风寒热者，皮肌病也。经言：自腰以上半为天。如在车船上者，风上行而夺其上焦如雾之权，是以聚痰眩冒也。除邪气者，石气镇而上邪祛也。心也者，五脏主也，心为阳中之太阳。经言：头气有街，胸气有街。故安五脏也。经言：肾藏精。益子精者，上气通而精气输也。经曰：五脏之精阳气皆上聚于目而为之视。明目者，阳内通也。

玉 泉

玉者，坚也。泉者，膏也。经言：五脏皆为阴。经言：风

---

① 澒（gǒng 汞）：同"汞"。《说文·水部》："澒，丹沙所化，为水银也。"

百病之长也。五脏百病者，脏气虚而百病生也。五脏各有所合，筋骨皮肌脉也。肝苦急，故柔筋也。肾欲坚，故强骨也。肝主风，主怒，故安魂也。肺主忧，主杀，故安魄也。脾主肌，故长肌也。肺主气，故益气也。心主血，心主脉，故利血脉也。经曰：心为阳中之太阳，肺为阳中之少阴，脾为阴中之至阴，肾为阴中之太阴，肝为阴中之少阳。耐寒，心气足也。耐暑，肾气足也。不饥，脾气足也。不渴，肺气足也。不老，须发黑而肝气足也。耐寒暑者，外气坚也。不饥渴者，中气实也。不老者，血气固也。经曰：人年四十而阴气自半也。玉得天地精而泉甘平养也。孔子曰：百物之精神之著也。神言乎精阳气也。仙者，山人也。临死服五斤者，一脏养一斤。故脏不坏者合，不坏而色如生也。

石钟乳

石钟乳者，岩泉滴而其精聚也。甘温者，泉阳，土甘而石镇也。咳逆上气者，虚寒也。经言：肝开窍于目。明目者，肝气镇而精阳气通也。经言：肾藏精。益精者，肾气镇而主水，能藏也。安五脏者，镇阴也。经曰：节之交三百六十五会，神气之所游行出入也。通百节者，心气镇而血气流行也。经言：阳不胜其阴则五脏气争，九窍不利。利九窍者，真气充而虚邪净也。下乳汁者，泉气钟于乳而下注也。盖其水精结于空际，故其主用亦行于空窍也。

矾　石

矾石者，石祛风而矾化痰也，酸涌泄而寒胜热也。经言：风成为寒热。寒热者，风痰闭也。泄利者，风挟热而下迫也。白沃者，风入胞而热结也。肝脉络阴器。阴蚀者，风下伤也。

恶疮者，热聚毒也。肝开窍于目。目痛者，风上炽也。坚骨者，痰去则输精归肾也。足阳明之脉入上齿。坚齿者，风息而热自平也。炼饵服之者，荡邪而正旺也。轻身者，邪去也。不老增年者，脏气固也《金匮》有治白沃方。

消 石

消石能消坚也。苦寒能胜热也。积热，脏气病也。胀闭①，胃气满也。蓄结饮食，脏腑实也。如膏者，能救②阴也。炼之者，柔其悍也。久服轻身，邪祛也。消石重在承气，朴消重在逐③实，旧说是也。

朴 消

朴消其功能也，苦寒其主用也。经言：风，百病之长也。风成为寒热。寒则衰饮食，热则消肌肉。主百病除寒热邪气者④，胃病也。六⑤脏者，三阴也。积聚结固留癖，里实也。水饮曰⑥留，内着曰癖。能化七十二⑦种石，除坚也。炼饵服之，化其猛也。

滑 石

滑石者，石质重而下行滑也。甘调胃而寒泻热也。阳明胃者，水谷之海也。经曰：饮食入胃，游溢精气。身热者，胃水蓄也。泄澼者，热旁流也。女子乳难者，滞不通也。经曰：下

①胀闭：姜辑《本经》作"胃胀闭"。
②救：原漫漶不清，据清刻本补。
③逐：原漫漶不清，据清刻本补。
④邪气者：三字原漫漶不清，据清刻本补。
⑤六：原漫漶不清，据清刻本补。
⑥曰：原漫漶不清，据清刻本补。
⑦七十二：三字原漫漶不清，据清刻本补。

输膀胱。膀胱者，津液藏焉，气化则能出矣。癃闭者，热结下也。利小便者，滑且寒也。荡胃中积聚寒热者，决水滞也。夫积聚者，胃气滞而水不行也。经言：风成为寒热。风与阳明入胃，其人肥则风气不得外泄为热中，人瘦则外泄而寒为寒中。是以言胃中也。足阳明之脉下乳内廉。乳难者胃热也，胃津不布则三焦、太阳无小便而结为癃闭也。益精气者，胃输精而肾主藏也。轻身，水热去也。耐饥，胃充也。

空 青

空青者，生空际而青木色也。甘酸寒者，养阴也。经言：肝开窍①于目。青盲者，阴内竭也。经言：足厥阴之别走少阳，少阳脉入耳。耳聋者，枢机废也。夫言目则未盲也。明目者，气内充也。经言：厥阴之上，风木治之。中见少阳，少阳为枢。经言：十一脏皆取决于胆，耳目九窍皆空窍也。利九窍者，枢转也。经言：肝藏血，而手心主包络是主脉所生病。通血脉者，厥阴不逆也。养精神者，肝不苦急而心肾安也。益肝气者，补脏真也。吴本化铜铁铅锡为金者，金精生水而精化粗也。

曾 青

曾青者，青木色而象层缀也。酸小寒者，酸入肝而小寒益阴也。目痛②者，阴内伤也。止泪出者，风气祛也。经言：肝藏血，肝主风，阴阳俱病名风痹。风痹者，邪外痹而内合于肝也。经言：肝生筋，宗筋主束骨而利机关，又手心主包络与肝

---

①窍：原作"覈"，据《素问·金匮真言论》"东方青色，入通于肝，开窍于目，藏精于肝"改。

②痛：原漫漶不清，据清刻本补。

同经。利关节者，筋痹去，则包络代君①行令，而神气游行也。通九窍者，厥阴从中见而少阳枢乎空窍也②。肝③主怒，肝苦急而厥阴者逆④也。夫情拂木急而气逆，是以癥坚积聚也。破癥坚积聚者，肝气舒也⑤。空青用⑥在补正，曾青用在去⑦邪也。

白余粮

白余粮者，禹余粮也。白者，金也。禹艰食⑧，而后世因以名之也。《神农本经》不可言禹也。甘寒者，寒胜热而石下镇也，镇肺心而固下焦⑨也。经言：肺朝百脉，输精于皮毛。经言：肺气上迫⑩心气不得下通⑪，故⑫月事不来。经言：风成为寒热。咳逆寒⑬热者，邪外入而肺气病也⑭。烦⑮者，心也。满者，胸也。经言：右外以候肺内，以候胸中。烦满者，气郁也。下赤白者，邪内迫而下陷也。血闭癥瘕者，月事不通而气结也。大热者，邪聚久也。炼饵服之不饥者，脾灌溉而虚补母也。轻身者，邪去也。延年者，阴固也。

---

①代君：二字原漫漶不清，据清刻本补。
②窍也：二字原漫漶不清，据清刻本补。
③肝：原漫漶不清，据清刻本补。
④者逆：二字原漫漶不清，据清刻本补。
⑤气舒也：三字原漫漶不清，据清刻本补。
⑥空青用：三字原漫漶不清，据清刻本补。
⑦在去：二字原漫漶不清，据清刻本补。
⑧艰食：二字原漫漶不清，据清刻本补。
⑨下焦：二字原漫漶不清，据清刻本补。
⑩迫：原漫漶不清，据清刻本补。
⑪通：原漫漶不清，据清刻本补。
⑫故：原漫漶不清，据清刻本补。
⑬寒：原漫漶不清，据清刻本补。
⑭病也：二字原漫漶不清，据清刻本补。
⑮烦：原漫漶不清，据清刻本补。

太乙余粮

经言：太乙立于中宫，乃朝八风以占吉凶。太乙者，神也。甘平者，中和也。咳逆上气者，肺迫也。瘕痕者，气结也。血闭者，心气因肺逆而不得下通也。漏下者，上虚不能摄下也。夫脾主四肢，而节乃神气所游行也。除邪气肢节不利者，邪中四肢而滞乎心气出入也。久服耐寒暑者，肺坚也。不饥者，脾实也。轻身者，邪去也。飞行千里者，以神行也。经曰：阳气者精则养神。神言乎精阳气也。仙者，山人也。人在山而不火食也，或寿百余岁，或寿二三百岁也。

白石英

白石英者，白金色而石下镇也。甘正而微温胜寒也。经曰：肺者相傅①之官，治节出焉。消渴者，上病而津液不布也。经曰：五脏因肺发为痿躄。阴痿不足者，天泽润也。咳逆者，痹乃寒也。经曰：上焦如雾，并胃上脘贯膈而布胸中，与太阴肺并行②。胸膈间久寒者，上焦痹也。经言：大气结于胸中。肺主气。益气者，甘温镇而邪去肺通也。经曰：皮痹不已内舍于肺。三焦主腠理。除风湿痹者，邪不留乎皮毛、腠理也。久服轻身长年者，上焦宣发而阴精奉也。

紫石英

紫石英者，紫火色而石镇心气也。经言：心生血。又曰：尺里以候腹。腹者，奇经八脉血海也。心腹咳逆邪气者，血病

---

①相傅：原作"相傳"，据《素问·灵兰秘典论》"肺者相傅之官，治节出焉"改。

②并胃上脘……并行：《灵枢·营卫生会》作"上焦出于胃上口，并咽以上贯膈而布胸中，走腋，循太阴之分而行……"

而冲气上逆也。补不足者，甘温镇而心气下通也。女子风寒在子宫者，病气深也。绝孕十年无子者，病根久也。久服温中者，中气温而血乃生也。

五色石脂

石脂者，石镇下焦而脂胜湿也。甘平无毒，力不悍也。黄疸者，湿结热也。《伤寒论》曰：利在下焦。泄利者，下焦虚也。经言：太阴之上湿气，治之阳明从中见。肠澼者，湿下流而下焦凝也。《伤寒论》曰：少阴病下利，便脓血。脓血者，下不固则心肾不交而君火炽也。阴蚀者，湿伤也。下赤白①者，湿注胞中而郁热也。邪气者，正气夺也。痈肿者，湿外挟风也。疽者，湿内陷寒也。痔者，湿与热流也。恶疮者，湿毒蕴也。头疡者，湿化热而上行也。疥瘙者，湿注孙络也。补髓者，脂益肾也。经言：膻中为气之海。肺主气。益气者，养肺、膻中也。肥健不饥者，脂实脾也。五石脂各补五脏者，主用大也。张仲景以绵裹石膏入汤者，盖其慎也。金石者，烈也。久服、炼服者，因其疾也。经曰：大毒治病十去其六，常毒治病十去其七，无毒治病十去其九。饮食调之以复其常，况金石乎！无病常人不可试也。脏腑毒发莫能救也，能无惧乎！

菖 蒲

菖蒲者，昌阳也。辛通阳而温养阳也。经曰：心为阳中之太阳。病在阴者，痹诸血皆属于心。风寒湿痹者，痹则心阳不出而诸病生也。心脉循心系上肺，咳逆上气者，痹乃寒也。孔，气孔也。心有七孔，开心孔者，通心气也。经言：心者五脏之

---

① 下赤白：姜辑《本经》作"下血赤白"。

大主也。补五脏者，温三阴也。经曰：九窍为水注之气。通九窍者，走空窍也。肾开窍于耳，心脉循目系，经脉络精阳气皆上走于目而为睛。明耳目者，阳气通也。经言：心开窍于舌。舌者，音声之机也。出音声者，心窍开也。足少阴脉上会厌，因心支脉以达耳①。耳聋者，心痹则肾气不能循支脉以至于耳也。经言：诸疮痛痒皆属于心。经言：寒邪客于经络之中则血泣，血泣则不通，不通则卫气归之不得复反，故痈肿寒气化为热，热胜则腐肉，肉腐则为脓。痈疮者，痹不通也。心脉络小肠，手心主代君行令，其脉历络三焦。温肠胃者，火下通也。经言：别回肠，注于膀胱而渗入焉。止小便利者，下焦温也。久服轻身者，阳旺也。经言：上气不足下气有余，故善忘。不忘者，上阳充也。不迷惑者，神明出也。益心智者，心下交也。高志者，肾上交也。不老者，心生血也。一名昌阳，其功能也。

菊 花

菊，秋花，而金胜风也。花者，华也。苦除痹而平不悍也。经曰：诸风掉眩皆属于肝。诸风者，肝主风也。头眩者，风上行也。肿者，风胜则肿也。痛者，热胜则痛也。经言：肝开窍于目。目欲脱者，风迫空窍也。经言：肝主泪。泪出者，液道开也。皮肤者，风在表也。死肌者，气不荣也。经言：病在阳者名曰风病，在阴者名曰痹。恶风者，贼邪也。湿痹者，着痹也。夫血者阴也，气者阳也。经言：脏真高于肺，肺行荣卫之气。久服利血气者，治节行也，助金所以平木也。

---

①足少阴……以达耳：考《灵枢·经脉》，肾足少阴之脉其直者"循喉咙，挟舌本"，其别"并经上走于心包"，手少阳之别"注胸中，合心主"与手厥阴心包经互为表里，而三焦手少阳之脉"布膻中，散落心包……其支者从耳后入耳中……"故言"足少阴脉上会厌，因心支脉以达耳"。

人　参

人参者，人薓①也。甘微寒者，中和调而养阴也。经曰：五脏皆为阴。补五脏者，补三阴也，补三阴气而能养气中液也。经言：肾藏精，心藏神。安精神者，益肾心也。经言：肝藏魂，肺藏魄。定魂魄者，养肝肺也。肝主惊，心主悸。止惊悸者，旺脾意也，木动则克土，火虚则不生土也。夫补精神魂魄意则补五脏，力莫大于人参也。除邪气者，真气复也。经言：诸脉皆属于目。明目者，五脏之精所聚也。开心者，心为五脏主也。益智者，肾受五脏之精而藏之精舍智也。一名人衔，衔天地气也。一名鬼盖，肺藏魄而为五脏盖也。

天门冬

经曰：天气通于肺，肺主气。天者，肺也。门者，气出入也。冬者，盛阴也。苦平者，肺阴养也。诸暴风湿者，邪伤肺也。经言：肺行荣卫之气。偏痹者，皮毛受邪而荣卫不周也。肾主骨，肾生髓。强骨髓者，补肺所以益肾也。风化虫，木生虫。杀三虫者，旺肺所以平肝也。久服轻身者，热去也。益气者，肺主气也。延年者，阴精奉也。不饥者，脾阴实也。

甘　草

甘草者，草受天地之中以生者也。甘平无毒，养中和也。经言：五脏六腑皆禀气于胃。五脏六腑者，太阴行气于三阴，阳明行气于三阳也。经言：风成为寒热，百病之长也。寒热邪气者，经所谓寒则衰饮食，热则消肌肉也。主五脏六腑寒热邪气者，正气充也。经言：肝生筋，肾生骨髓。坚筋骨者，肝肾

---

①薓（shēn 申）：古同"参"。《说文·草部》："薓，人薓，药草。"

养也。经言：脾生肉，阳明主肌。长肌肉者，脾胃强也。经言：肺主气。倍气力者，肺旺也。经言：心生血。金疮者，亡血甚也。䖟者，邪聚也。经言：足太阳主筋所生病，足阳明主血所生病，足少阳主骨所生病，手太阳主液所生病，手阳明主津液所生病，手少阳主气所生病也。解毒者，甘以和乎寒毒、热毒也。久服轻身延年者，胃为五脏六腑之本也。

干地黄

干地黄者，地阴类而黄中通也。土味甘而寒，养阴也。主伤中者，胃气伤而食其实也。丸散亦食也。《针经》① 言：久痹不去身，视其血络尽取其血。逐血痹者，心气通也。填骨髓者，肾气实也。长肌肉者，脾气强也。汤，荡也。作汤，中焦取汁也。经言：腠理开则洒然寒，闭则热而闷。寒热，邪在表也，积聚，病在内也。除寒热积聚者，汁化血而血气通利也。除痹者，去五痹也。经言：度水跌仆，喘出于肾。折跌，骨伤也。经言：食气入胃，散精于肝，淫精于筋②。绝筋，筋伤也。疗折跌绝筋者，液补骨而柔养筋也。生者尤良，胃液足也。一名地髓，土精也。盖人参养三阴之气，地黄养三阴之液也。

术

术，甘崇土而温散湿也。风寒湿痹者，风寒与湿合而为痹也。死肌者，痹不仁也。经曰：诸痉强直③，皆属于湿。痉者，湿痉也。疸者，黄瘅也。死肌、痉、疸，风寒痹于湿而不出也。经言：痹多汗而濡，此其逢湿甚也。经言：病气胜，阳遭阴故

---

① 针经：即《灵枢》。
② 淫精于筋：《素问·经脉别论》作"淫气于筋"。
③ 强直：《素问·至真大要论》作"项强"。

为痹热。止汗除热者，去湿郁也。湿痹于风寒而不散也。湿甚脾濡，故食不消。消食者，脾太阴能为胃行其津液也。作煎饵者，汤荡湿而饵益脾也。久服轻身者，湿除也。不饥者，脾气实也。

菟丝子

菟丝者，根断而生气自续也。子，辛甘平者，辛阳甘调而平不峻也。冲督带皆会于宗筋。经言：土人有伤于阴，阴气绝而不起。续绝伤者，精气固而筋及奇经皆以受气也。经言：以秋冬夺于所用，精气溢下，阳气虚不能渗营其经络。经曰：精不足者补之以味，形不足者温之以气。补不足者，经所谓下气不足也。经言：气归精，精食气。益气力者，肺金母旺也。经言：肾者胃之关也。肥健人者，关门利而脾胃气行于阴阳也。苗，生阳而上发也。足阳明之脉行于面。经言：心之华在面。去面皯者，阳气宣也。

牛 膝

牛膝者，以形名也。牛，土畜，而膝者筋之府也。经曰：酸苦涌泄为阴。苦酸泄湿而平不峻也。寒湿者，经所谓因于寒，因于湿也。经言：脾移寒于肝，筋挛。前阴者，宗筋之所聚，阳明、太阴之所合也，筋痿也。经言：清湿则病下。有渐于湿，痹而不仁，湿痹也。痿痹者，寒湿流于筋肉也。经言：小筋弛长为痿，大筋緛短①为拘。四肢者，诸阳之本也。脾太阴者，湿气治之也。四肢拘挛者，寒湿注于肢节也。经所谓脾病而四肢不用也。经言：膝屈伸不能，筋将惫矣。膝痛不可屈伸者，寒

① 緛（ruǎn，软）短：收缩而短，《说文解字·系部》："緛，衣戚也。"段玉裁注曰："戚今之蹙字也。"

上

品

一

一

湿聚于筋府也。经曰：湿热不攘，湿郁热也。经曰：寒气化为热，痹久留也。经言：热甚则腐肉，筋烂则伤骨。伤热火烂，经所谓筋骨肌肉不相荣也。逐血气伤热火烂者，下气疾而蓄热去也。经言：胞络系于肾。堕胎者，下泄甚而胞脉绝也。久服轻身耐老者，血气利也。一名百倍，其功用大也。

茺蔚子

茺蔚者，益母也。辛，甘，微温。经所谓发散为阳也。经曰：肝受血而能视。子主明目，血行则目自明也。子主益精，气行则精自输也。经言：膀胱者，胞之室也①。子主除水气，血气运则气化自出也。久服轻身者，血利也。《金匮》曰：风胜则为瘾疹。茎主瘾疹，血行则风自息也。可作浴汤，外受者，外取之也。

女 萎

女萎者，玉竹也。女，阴类，而萎下垂也。甘平者，中和调也。中风者，外受邪也。暴热者，阳邪炽也。经曰：太阳为开。不能动摇，开机废也。经曰：阳气者，柔则养筋。跌筋者，风灼阳也。经曰：阳明主肉。结肉者，荣不行也。诸不足者，肺不输精也。经所谓上气不足，中气不足，下气不足也。久服者，功用深也。阳明之脉行于面。去面黑皯者，肺下润乎足阳明也。心之华在面。好颜色者，润下逮乎手少阴也。不老者，毛发黑也，润下滋乎肾肝也。

---

①膀胱者胞之室也：《素问·痹论》："胞痹者，少腹膀胱按之内痛，若沃以汤，涩于小便，上为清涕。"王冰注云："膀胱为津液之府，胞内居之，少腹处关元之中，内藏胞器。"故言"膀胱者，胞之室"。

防　葵

防葵者，根如防风而叶如葵也。辛寒者，能散热也。经曰：任脉病，男子则为七疝，女子则为癥瘕。疝瘕者，热入血海也。肠泄者，热旁流也。膀胱为胞之室。热结溺不下者，气化闭也。经言：肺主咳。咳逆者，任脉上天突而足太阳之气出于胸也。李本作湿痹挟热而痹会厌也，吴本作温疟热留舍也。重阴者，癫在脏为痫。肝主惊，心包络火也，肝风也。经曰：厥阴之上，风气治之。经曰：一水①不能胜二火。癫痫惊邪者，邪入厥阴也，风煽火而挟痰也。经曰：厥阴从中见，中见少阳。少阳之上，相火治之。狂走者，少阳挟阳明而重阳狂也。久服坚骨髓者，热去则肾能主水也。益气者，肺阴充也。轻身者，热去也。

麦门冬

麦者，心谷也。门者，气出入也。冬者，盛阴也。甘平者，中和调也。经曰：心主脉，宗气贯心脉而行呼吸。经曰：腹气有街，宗气上走于息道，下出于气街。心腹结气者，热结也。伤中者，邪伤也。伤饱者，食伤也。经曰：胃之大络名曰虚里，在左乳下，脉宗气也。胃络脉绝者，热绝也。羸瘦者，气不充也。短气者，热伤气也。久服轻身，气足也。经曰：谷入于胃，化其精微。大气积于胸中命曰气海。天地之大数，常呼三而吸一。不老者，助大气以补天地之出多入少也。胃者，水谷之海也。不饥者，胃实也。然而后世医方之用麦门冬者，不尔也。经曰：食气入胃，浊气归心。仅如是焉而已。

---

①水：原作"火"，据《素问·逆调论》"肝一阳也，心二阳也，肾孤脏也，一水不能胜二火"改。

独 活

独活者，独挺风而活生命也。苦入血而甘平调也。风寒，虚邪也。金疮，亡血甚也。主风寒所击金疮者，血大虚而贼邪猛也。痛，血脉凝也。止痛者，风寒去也。豚，水畜也。奔豚者，血虚寒而上乘心也。痫者，邪动火而挟痰也。肝藏血，而包络代君行令也。足太阳主筋所生病。痉①者，血不柔筋而风寒化热也。女子疝瘕者，任脉病而风寒在血海也。久服轻身耐老者，血脉利也。

车前子

车前者，芣苢也。车道前而以中行也。子甘寒者，利热闭也。经曰：膀胱不利为癃。经曰：膀胱者，津液藏焉，气化则能出矣。气癃者，气不化也。经曰：热伤气，气伤痛。止痛者，热去也。经曰：三焦者决渎之官，水道出焉，小肠者受盛之官，化物出焉。盖三焦决胃水液之清，小肠受胃水液之浊也。小肠亦属下焦。利水道小便者，气通也。经曰：身半以下者湿中之。经曰：卧出而风吹之，血凝于肤者为痹。经曰：三焦膀胱者，腠理毫毛其应。除湿痹者，表邪利也。经曰：阳气者若天与日，失其所则折寿而不彰。久服轻身耐老者，阳不闭于水湿也。

木 香

木香者，蜜香也。香苏脾也。辛通气而脾喜温也。邪气，外痹也。主邪气者，正气通也。毒，蕴也。疫，役也。温，瘟也。鬼，阴也。毒疫，时气蕴而以役行也。温鬼，戾气感而以阴附也。辟毒疫温鬼者，志旺则气自旺也。经曰：脾藏意，肾

---

①痉：姜辑《本经》作"痓"。

藏志，心有所忆谓之意，意有所存谓之志。经曰：春三月以使志生，夏三月使志无怒，秋三月以使志平①，冬三月使志若伏若匿。精舍志，而四时皆言志，志帅气也。强志者，肾动气充也。经曰：两实一虚则病。淋露，孙络滞也。经曰：脾之大络名曰大包。凡此若罗纹之血者，皆取之脾大络脉也。梦窹，经言：邪从外袭内，未有定舍，与荣卫俱行，与魂魄飞扬，而喜梦也。魇寐，经言：阴气盛则梦魇。脾为阴中之至阴也。不梦窹魇寐，志定也。

薯蓣

薯蓣者，山药也。甘温调中而平不峻也。伤中者，土气伤也。经言：脾为胃行其津液。补虚羸者，养中州以灌溉四旁也。经言：风成为寒热。除寒热邪气者，正气充也。《金匮》所谓见肝之病先实脾也。缝缺之谓补。补中者，实其缺也。益气力者，肺主气而力生于积气也。脾主肌肉。长肌肉者，中气足也。经曰：太阴行气于三阴。强阴者，阳明主润宗筋。阳明，太阴之所合也。久服者，功用普也。耳目聪明者，肾开窍于耳，肝开窍于目也。不饥者，脾实也。延年者，阴精奉也。

薏苡仁

薏苡者，中土藏意而左右以者，水金也。仁者，木也。甘渗湿而微寒胜风也。经曰：肝主筋，肝苦急。经曰：凡痹之类逢寒则急。筋急者，筋痹也。经曰：阳气者，柔则养筋。足太阳主筋所生病。拘挛者，阳不养也。主②筋急拘挛不可屈伸者，风挟湿而入痹于筋也。经曰：肝主风，脾恶湿。经曰：病久则

---

①使志平：《素问·四气调神大论》作"使志安宁"。
②主：原作"王"，今据姜辑《本经》改。

传化。久风湿痹者，痹蓄热也。经言：肺主气。下气者，上降下也。经曰：皮痹不已，内舍于肺。肺与太阳同主表也。久服轻身者，风湿去也。经言：上焦宣发是谓气。益气者，痹去而太阴气行也。三虫，风化湿也。根主下三虫者，金胜风而下利湿也。

泽　泻

猪水①曰泽，决水曰泻。甘寒者，泻乎水，蓄热也。经曰：风寒湿合而为痹。痹谓皮痹、肉痹、筋痹、脉痹、骨痹也。足阳明之脉下乳内廉。乳难者，胃液不通也。五脏各有所合，皮肉筋骨脉也。养五脏者，痹去则脏气安也。肥健消水者，行决渎而饮食输精也。耳目聪明者，宗脉不痹于水气也。不饥者，土气实也。轻身者，水去也。阳明主肌。心之华在面，面生光能行水上者，阳气行也。经曰：上盛则梦飞也。

远　志

经曰：肾藏志。远志者，苦健温养而志通上下也。经言：精舍志。咳逆者，精虚志伤而冲寒也。经曰：思伤肝，心怵惕思虑则伤神，脾愁忧不解则伤意。伤中者，心主血，血生脾，脾藏荣，荣舍意，心不生脾而脾不输精也。补不足者，脾通而灌溉四旁也。除邪气者，谷精宣发而正气充也。经言：天气通于九窍。利九窍者，志健而阳气通也。经曰：肾藏智，智生慧，心有所忆谓之意，意有所存谓之志，因志存变谓之思，因思远慕谓之虑，因虑处物谓之智。益智慧者，肾通也。耳目聪明者，宗脉通也。经曰：肾盛怒不止则伤志，喜忘其前言。不忘者，

---

①猪水：犹潴水。蓄聚水流。《尚书·禹贡》："大野既猪。"唐·孔颖达疏："水所停曰猪，往前漫溢，今得猪水为泽也。"

志足也。强志者，肾健也。倍力者，肾主骨也。经曰：罗纹①之血皆取脾大络脉。经曰：男子八岁肾气实，二八冲脉盛。不老者，毛发黑也。

龙 胆

龙胆者，龙象肝而胆应乎少阳胆也。苦涩胜风而大寒泻火也。经曰：少阳为枢，足少阳之脉是主骨所生病。经言：风成为寒热。骨间寒热者，火郁枢也。经曰：少阳之上，相火治之，厥阴从中见。惊痫者，肝主惊而痫发乎膻中、胸中，风火痰也。续绝伤者，肝脉络阴器而主筋，火伤筋也。经言：十一脏取决于胆。定五脏者，火不灼而三阴安也。医和曰血虫为蛊，谷之飞亦为蛊。在《周易》：女惑男，风落山，谓之蛊，皆同物也。淫溺，惑乱之所生也。阳淫热疾而风木虫也，蛊也，火邪蕴而毒聚也，毒也。经曰：风者百病之长也，入舍于肺名肺痹，肺传之肝名肝痹，肝传之脾名脾风，脾传之肾名疝瘕。少腹烦热而痛出白，一名蛊。经曰：少阳属肾。泻胆热所以去肾风也。杀蛊毒者，寒胜火也。龙神物而胆生气出也。吴本久服益智者，经所谓少阳属肾而火不灼水也。轻身耐老者，少火生气也。

细 辛

细辛，辛温者，细入乎无微，而辛通者温散寒也。经曰：肺主咳。咳逆上气者，经所谓肾上连肺也。经言：肾生脑髓，肝脉络脑。头痛脑动者，邪上行也。经曰：诸筋者皆属于节，节之交神气之所游行出入也。百节拘挛者，邪入筋骨也。经曰：寒气胜者为痛痹。风湿痹痛者，寒乃痛也。死肌者，痹不仁也。

---

①罗纹：《灵枢·经脉》作"罗络"。

经曰：十二经脉三百六十五络，其精阳气皆上走于目而为睛。明目者，邪去也。经曰：九窍为水注之气。利九窍者，辛温通也。轻身长年者，气行也。

石斛

石斛者，以形名也。石刚土而斛出纳谷也。甘平者，中和调而淡渗也。伤中者，脾太阴伤而土气乏也。经曰：太阴①之上，湿气治之。肉痹不已，复感于邪，内舍于脾。除痹者，渗乃通也。下气者，地气上②为云，然后天气下为雨也。补五脏虚劳羸瘦者，脾居中州以灌溉四旁也。强阴者，阳明主润宗筋，脾主为胃行其津液也。又五脏皆为阴，强五脏也。益精者，肾主水受五脏之精而藏之也。经曰：脾气不濡，胃气乃厚。厚肠胃者，湿去也。

巴戟天

巴者，水也，戟者，刺也。天者，阳也，水合巴而刺风宣阳也。经曰：辛甘发散为阳。辛胜风而甘温调也。经言：病大风，骨节重，须眉堕。大风，疠也。邪气，虚贼也。大风邪气者，风力大而绝皮肌以内犯也。经曰：厥阴之上，风气治之。经曰：肝主筋。经曰：中于风者，不必动脏。邪入阴经则其脏气实，邪不能客，故还于府。阴痿不起者，宗筋病也。经曰：诸筋者皆属于节。肾主骨③，强筋骨④者，风去而肝肾健也。经

---

①太阴：原作"大阴"，据《素问·六微旨大论》"太阴之上，湿气治之，中见阳明"改。

②上：原作"土"，据《素问·阴阳应象大论》"地气上为云，天气下为雨"改。

③主骨：二字原漫漶不清，据清刻本补。

④强筋骨：三字原漫漶不清，据清刻本补。

曰：五脏藏精①气而不泻。安五脏者②，风息③而脏真固也。补中者，实上气也。增志者，助肾气也。经言：诸气皆④属于肺。益气者，肺主气而阳气和满于胸也。

白 英

白英者，排风也俗名排芳藤。白，金色而英其华也。甘寒者，中味甘而寒胜热也。经曰：风成为寒热。寒热入者，经所谓风气与阳明入胃也。疸者，黄瘅也，热结也。经曰：瘅成为消中。消渴者，热灼也。补中者，除胃热而津液复也。经言：热伤气。益气者，去肺热而荣卫行也。久服轻身者，热祛也。延年者，阴固也。

白 蒿

白蒿者，蘩也。白，金色而蒿中通也。甘平者，淡渗也。经曰：五脏皆有合，病久不去内舍于合。五脏邪气者，在脏也。风寒湿痹者，在外也。补中者，脾气实也。益气者，肺气旺也。长毛发令黑者，肝肾气足也，肝藏血。肾与冲脉下行也。疗心悬者，心病也。痹去而下交肾也。经曰：脾恶湿。少食常饥者，脾不能为胃行其津液而风寒郁热也。耳目聪明不老者，中无痹而脏气通也。

赤 箭

赤箭者，天麻也。赤，正阳而箭以中直也。辛温者，通阳气也。杀鬼精物者，阳强也。蛊毒者，阴类也。经曰：寒气客

---

①藏精：二字原漫漶不清，据清刻本补。
②者：原漫漶不清，据清刻本补。
③风息：原漫漶不清，据清刻本补。
④气皆：二字原漫漶不清，据清刻本补。

于肠外，与胃气相薄，气不得荣，因有所系癖而内着，恶气乃起。恶气者，闭塞清道也。经曰：肺为阳中之少阴。经曰：天食人以五气，五气入鼻。久服益气力者，肺旺也。阳明主润宗筋，冲任督带会于宗筋而阳明为之长。经言：阳明两阳合明也。长阴者，阳明充也。经言：阳明主肉。肥健者，胃实也。夫风者，气也，主恶气则治邪风也。经曰：阴之绝阳，名曰厥阴①。肝主风，而包络代君行令。故主鬼精蛊毒且胜风邪也。

菴䕡子

菴䕡者，覆䕡也。苦破结，而微寒胜热也。五脏瘀血者，心生血，胞脉属心而络于胞中，冲脉与少阴肾下行，肺朝百脉，肝藏血，脾藏荣也。《金匮》曰：水结胞门名曰血分。经曰：冲脉者十二经之海也。膀胱者，胞之室也。冲任循腹右上行。尺内以候腹。腹中水气胪胀者，气不化，是以瘀乃胀也。留热者，气滞则留而为热也。三焦主腠理，太阳主皮毛。经曰：各在其部，各发更止，此众痹也。风寒湿痹身体诸痛者，经所谓巨阳受之也。久服轻身延年不老者，瘀痹去也。

菥蓂子

菥蓂者，大荠也。子，辛微温者，通气也。经曰：肝开窍于目。明目者，上通也。经曰：肝主泪。目痛泪出者，上痹也。痹，闭也。除痹者，去痹也。经曰：血凝于肤者为痹。经曰：病久不去，内舍于合。经曰：肝受血而能视，肝藏血，心生血。经曰：心者五脏之专精也。经曰：五脏之精气皆上注于目而为睛，精之窠为眼，骨之精为瞳子，筋之精为黑眼，血之精为络，

---

①阴之绝阳……厥阴：《素问·阴阳离合论》作"阴之绝阳，名曰阴之绝阴"。

窠气之精为白眼，肌肉之精为约束。补五脏者，痹通则脏真足也。益精光者，精气明也。久服轻身不老者，血脉利也。

薯 实

薯实者，薯神物而实其实也。苦坚酸收，而苦酸泄以通也。益气者，补肺也。充肌肤者，补脾也。明目者，补肝也。经曰：肾藏智，心藏神。聪慧先知者，神智通也。久服不饥者，脾实也。不老者，血足也。轻身者，气充也。

赤 芝

经言：神脏五。赤芝者，赤，火色，而芝神物也。苦入心而平不峻也。宗气者，大气也。经曰：大气积于胸中名曰气海，贯心脉而行呼吸。经曰：胸气有街。胸中结者，气闭也。经曰：膻中为气之海，气海有余，气满胸中也。益心气者，补脏真也。补中者，心生血，血生脾也。增智慧者，心肾通也。不忘者，肾生脑髓也。久服①轻身不老延年神仙解见前。

黑 芝

黑芝，咸平者，黑水色而咸入肾也。膀胱者，肾之使也。主癃者，脏气通也。经曰：肾上连肺，故将两脏。三焦孤之府也。利水道者，肾足则决渎行也。益肾气者，补脏真也。经曰：肾者主水，九窍为水注之气。通九窍者，水津布也。经曰：肾藏智。聪察者，肾足也。

青 芝

青芝，酸平者，青木色而酸入肝也。明目者，肝开窍于目也。补肝气者，益脏真也。经言：肾生脑髓，髓生肝，而肝主

---

①服：姜辑《本经》作"食"。

疏泄。经曰：随神往来谓之魂，肝藏魂。安精魂者，所藏足也。肝主怒。仁恕者，肝配木，木配仁，仁道恕也。

白　芝

白芝，辛平者，白金色而辛入肺也。益肺气者，补脏真也。经曰：咽喉者水谷之道也。地气通于嗌。喉咙者，气之所以上下也。天气通于肺，肺开窍于鼻。通利口鼻者，嗌喉气利也。经曰：肾藏志，脾藏意。强志意者，肺生肾而脾生肺也。勇悍者，金气旺也。经曰：并精出入谓之魄，肺藏魄。安魄者，所藏安也。

黄　芝

黄芝，甘平者，黄土色而甘入脾也。经曰：脾藏荣。主心腹者，心生血而腹血海也。五邪者，正气充也，太阴行气于三阴也。经曰：两精相搏谓之神，心藏神。安神者，经所谓脾气散精也。经曰：心有所忆谓之意。意不动而神自安。忠者，中心也。信者，土德也。和者，中道也。经曰：心主乐①。乐者，意无妄也。

紫　芝

紫芝，甘温者，紫入血而温，益阳也。宗脉聚于耳中，心主脉，肾开窍于耳。主耳聋者，空窍通也。经曰：节之交三百六十五会，神气之所游行出入也。络脉之贯渗诸节者也。利关节者，血络通也。经曰：血舍神。保神者，心生血也。肾藏精，肺主气。益精气者，肾肺足也。肝主筋，肾主骨。坚筋骨者，

---

①心主乐：《素问·阴阳应象大论》言心"在志为喜"，《素问·灵兰秘典论》曰："膻中者，臣使之官，喜乐出焉。"姜氏或取此而言"心主乐"。

肝肾强也。心之华在面。好颜色者，心气充也。

卷 柏

卷柏者，以形名也。辛平者，通不峻也。经言：荣气调和于五脏。五脏邪气者，荣不充也。冲督任带会于宗筋，女子入系庭孔。阴中寒热痛者，邪痹而血不通也。癥瘕血闭者，血海瘀也。绝子者，子脏闭也。久服轻身者，血行也。和颜色者，心生血而心之华在面也。

蓝 实

经曰：天气清净，光明者也。蓝，天色，而实者实也。苦破而寒胜热也。毒害生气也。解诸毒者，气通也。蛊生于淫溺惑乱也，蚑蝛类也。疰，吴本作注，传尸也。鬼，阴物也。螫，虫伤也。杀蛊蚑疰鬼螫毒者，正气行也。足厥阴肝之脉与督脉会于巅，督总一身之阳，冲为十二经之海，上出于颃颡，以灌诸阳而渗诸精。久服头不白者，血气上充也。轻身者，正气旺也。

蘪 芜

蘪芜者，芎藭苗也。辛通气而温胜寒也。厥阴脉从肝上注肺。咳逆者，肝邪挟风而走肺也。经曰：肝病为惊骇。又曰：惊则心无所倚，神无所归，故气乱。经曰：膻中为气之海。定惊气者，肝邪挟风而走心包也。经曰：阴之绝阳，名曰厥阴，膻中者，臣使之官，与肝厥阴同经。辟邪恶除蛊毒鬼疰者，阴邪去也。去三虫者，胜风也。经曰：心藏神，包络代君行令。久服通神者，膻中通也。

黄 连

黄连者，离中黄而连乎肠胞脉也。苦入心而寒胜热也。经曰：少阴之上，热气治之。热气者，君火也。小肠为心之使，手太阳脉至目锐眦、内眦。目痛眦伤者，腑热上行也。手太阳主液所生病。泪出者，液道开也。明目者，心脉循目系也。肠澼腹痛者，小肠后附脊，左外附脐上也。下利者，热下迫也。督脉贯心入系庭孔。胞脉属心而络于胞中。冲、任、带合于会阴。妇人阴者，重阴也。阴中肿痛者，灼阴甚而下注也。久服令人不忘者，火不灼而肾精智足也。一名王连，心者君主之官也。手太阳与膀胱同经，手心主与肝同经，是故仲景用连也。

络 石

络石者俗名三角风，石上络而胜经络风也。苦入血而温乃行也。经曰：血泣不行则卫气从之不通，壅遏而热。风热者，风久留而化热也。死肌者，久痹不仁也。痈伤者，伤乃重感于风也。经曰：风胜则动。口干舌焦，风枯液也。经曰：热胜则肿。痈肿不消者，风煽热也。经曰：咽喉者，水谷之道也。口唇者，音声之扇也。舌者，音声之机也。喉舌肿闭者，风挟咽而上舌本也。水浆不下者，嗌闭也。吴本明目者，宗脉通也。经所谓诸脉皆属于目也。润泽者，风去则液自生也。好颜色者，热去则血上荣也。

经曰：身半以上者，邪中之也。身之中于风也，不必动脏，故邪入阴经则其脏气实，邪气入而不能客，故还之于府。经曰：厥阴之上，风气主之，少阴之上，热气主之。死肌，痹不荣也。痈疮，心火也。肝脉环唇内，故口干。心开窍于舌，故舌焦。风火交郁，故不消。肝脉循喉咙，心主舌，故肿闭。玩水浆不下一语，从可知一肾水不能胜二火也。

蒺藜子

蒺藜者，茨也。子，苦温者，苦破血而温散血也。主恶血者，利血气也。癥，血结也。经曰：厥气生足悗，悗生胫寒，寒则血脉凝泣，凝泣则上入肠胃，肠胃䐜胀则肠外汁沫迫聚不散。多饮食则肠满，起居不节，用力过度则络脉伤，伤则血溢肠外，寒汁沫与血相搏，并合凝聚，日以成积。其忧思伤心，重寒伤肺，忿怒伤肝，汗出当风伤脾，用力过度、入房汗出伤肾，所以生积聚也。三阳脉挟喉，三阴脉至项。喉痹，血闭也。阳明脉下乳内廉，是主血所生病。乳难，血不通也。破癥积聚喉痹乳难者，破恶血也。长肌肉者，脾主肉，脾藏荣也。明目者，肝受血而能视也。

　　苦破温散，此治恶血之结在脐脏喉乳肌目者，最重一破字。《本经》无一字不当留神。凡言久服者，或重剂，或频服也。

黄　芪

　　黄芪者，由中达外而大气举也。甘调而微温养也。经言：荣卫稽留壅遏故热。不陷曰痈，陷下曰疽。痈皮薄，疽皮坚。久败疮者，气不充也。挤而去之，谓之排。经曰：肉腐则为脓。经曰：气伤痛。排脓止痛者，气外运也。癞即疠也。经曰：疠者荣热胕其气不清，故使鼻柱坏而色败，皮肤疡溃，风客于脉而不去，名曰疠风。大风癞疾者，风腐荣也①。经曰：魄门②为五脏使③。五④痔者⑤，气下陷也。经曰：鼠瘘之本，皆在于脏⑥，其末⑦上出于颈

---

①也：原漫漶不清，据清刻本补。
②经曰魄门：四字原漫漶不清，据清刻本补。
③五脏使：三字原漫漶不清，据清刻本补。
④五：原漫漶不清，据清刻本补。
⑤者：原漫漶不清，据清刻本补。
⑥脏：原漫漶不清，据清刻本补。
⑦末：原漫漶不清，据清刻本补。

腋之间。鼠瘘者，毒留脉也。经曰：真气夺为虚。补虚①者，实正气②也。小儿百病者，气未旺也。

此重在补虚二③字。虚者，正气所不充之处也。气不充故久败而痛④，风乘虚则⑤大气不荣身，故癫且鼠瘘。耆甘味温，能运大气自中出⑥外，以补正气所不充之处。小儿初生正气未旺，故主百病。

肉苁蓉

经言⑦：阳明主肉。肉苁蓉⑧者，崇中土也。甘微温者，补不峻也。经曰：久视伤⑨血，久卧伤气，久坐伤肉，久立伤骨，久行伤筋，是谓五劳所伤。经⑩曰：怵惕思虑伤神，愁忧不解伤意，悲哀动中伤魂，喜乐无极伤魄⑪，盛怒不止伤志，恐惧不解伤精，饮食自倍肠胃乃伤。五劳七伤者⑫，真气乏⑬也。补中者，实胃土也。阳明胃者水谷之海也。五脏六腑皆禀气⑭于胃也。经言：阳明主润宗筋。经言：气伤痛。除茎中寒热痛者⑮，胃气润⑯也。养五脏者，胃液充也。经言：阳明虚则宗筋

---

①虚：原漫漶不清，据清刻本补。
②气：原漫漶不清，据清刻本补。
③此重在补虚二：六字原漫漶不清，据清刻本补。
④痛：原漫漶不清，据清刻本补。
⑤虚则：二字原漫漶不清，据清刻本补。
⑥中出：二字原漫漶不清，据清刻本补。
⑦经言：二字原漫漶不清，据清刻本补。
⑧肉苁蓉：三字原漫漶不清，据清刻本补。
⑨视伤：二字原漫漶不清，据清刻本补。
⑩经：原漫漶不清，据清刻本补。
⑪魄：原漫漶不清，据清刻本补。
⑫者：原漫漶不清，据清刻本补。
⑬真气乏：三字原漫漶不清，据清刻本补。
⑭皆禀气：三字原漫漶不清，据清刻本补。
⑮者：原漫漶不清，据清刻本补。
⑯胃气润：三字原漫漶不清，据清刻本补。

纵弛。强阴者，胃旺也。经曰：气归精，精归化。经曰：肾者胃之关也。益精气多子者，肾足也。妇人癥瘕者，血海温也。久服轻身者，血气充也。

经曰：肾者主水，受五脏六腑之精而藏之，故五脏盛乃能泻。经言：阳明胃者，五脏六腑之本也。肉苁蓉补中而输精于肾也。

防 风

防风者，防其入而排去之也。甘调而温散也。经曰：大风颈项痛，刺风府，大风汗出，刺①噫嘻。头眩痛者，风上行也。恶风者，风伤卫也。经曰：邪中于项，其入深则随眼系入于脑，脑转则引目系急。风邪目盲无所见者，风掩空窍也。经曰：风气胜者为行痹，其留连筋骨者疼久。经曰：客于外分肉间迫切而为沫，沫得寒则聚，聚则排分肉而分裂，故曰周痹。风行周身骨节疼痛者，经所谓风气与太阳俱入，行诸脉俞而散分肉也。久服轻身者，风去也。

蒲 黄

蒲黄者，花上黄粉也。蒲，香而黄华也。甘平，调也。经曰：冲任皆起于胞中，循腹右上行。胞脉者属心，而络于胞中。诸血者，皆属于心。膀胱者，胞之室也。风成为寒热。心腹膀胱寒热者，寒结热结而血不行也。经曰：膀胱者，津液藏焉，气化则能出。手太阳与少阴为表里。利小便者，膀胱气化也。《伤寒论》曰：热结膀胱，其人如狂。经曰：心气不得下通，故月事不来。止血消瘀血者，香散结也。经曰：谷入于胃乃传之肺，专精者行于经隧，常荣无已。益气力者，肺朝百脉而输精也。

---

①刺：《素问·骨空论》作"灸"。

太阳少阴，从标从本，故曰寒热。而其止血消瘀之功则专在利小便也。

香 蒲

香蒲者，蒲根四达而香通也。甘平，力不峻也。经曰：心者五脏之大主也。五脏心下邪气者，五脏邪气在于心下也。心下者包络也。经曰：诸邪之在心者，皆在于心之包络。经曰：胸者脏腑之郭也，膻中者心主之宫城也。经曰：上焦出于胃上口，贯膈而布胸中。口中烂臭者，热结也。足阳明之脉入上齿。坚齿者，香散结也。明目聪耳者，宗脉通而心主脉也。久服轻身耐老者，邪去也。

经曰：除陈气也。香蒲是也。

续 断

续断者，以功着也。苦入血而微温乃行也。伤寒者，寒伤荣也。补不足者①，实乎血气虚也。金疮者，亡血甚也。疡者，少阴病也。痈者，少阳病也，血凝泣也。折跌续筋骨者，肝藏血而肾与冲脉下行也。妇人乳难者，阳明脉下乳内廉是主血所生病也。益气力者，肺朝百脉而主气②也。

漏 芦

漏，时乎③，西北华而卢④者，黑也。咸渗而寒胜热也。太阳主皮毛，阳明主肌⑤肉。皮肤热毒者，蕴也。恶疮者，热郁

---

①者：原漫漶不清，据清刻本补。
②主气：二字原漫漶不清，据清刻本补。
③时乎：二字原漫漶不清，据清刻本补。
④卢：原漫漶不清，据清刻本补。
⑤肌：原漫漶不清，据清刻本补。

湿而遏荣也。疽者，湿挟热而内①陷也。痔者，湿热下流也②。经曰：身半以下者，湿中之病。在阴者，名曰痹③。下乳汁者，阳明脉④下乳内廉而毒痹通也。久服轻身者，湿热去也。益气者，肺气和也。耳目⑤聪明者，空窍利也。不老延年者，阴足也。

天名精

天名精者实名鹤风，天癸通乎肾，藏精而得名也。甘寒者，除瘀热也。主瘀血者，血结滞也。血瘕欲死者，血闭闷也。下血者，瘀去也。止血者，瘀行也。经曰：膀胱者，胞之室。利小便者，瘀通则气化出也。经曰：血海有余则常想其身大。轻身者，瘀净也。耐老者，血足也。

决明子

决明者，以功著而状如马蹄也。子咸平者，渗热软坚而力不峻也。经曰：筋之精为黑眼。主青盲者，肝热闭也。目淫肤者，热淫于内也。赤白膜者，空窍热结也。经曰：肝主泪。眼赤泪出者，热上灼也。益精光者，经所谓精之窠为眼也，精气明也。轻身者，热去也。

丹 参

丹参者，丹入血而参乃薓也。苦破而微寒胜热也。经曰：诸血者皆属于心，冲任循腹右上行。心腹邪气者，虚邪中人而

①内：原漫漶不清，据清刻本补。
②痔者湿热下流也：七字原漫漶不清，据清刻本补。
③名曰痹：三字原漫漶不清，据清刻本补。
④下乳汁者阳明脉：七字原漫漶不清，据清刻本补。
⑤耳目：二字原漫漶不清，据清刻本补。

传舍于血也。小肠为心之腑，而血海在腹，与肠相近。心主血而血结于少腹，则隘心与小肠相通之气，时而乍通。肠鸣幽幽如走水者，血闭也。经言：风成为寒热。寒热积聚者，风入血而成积聚也，外寒热而内积聚也。经言：积往来移行肠胃之间，水凑灌注濯濯有声。经言：络伤则血溢于肠外。然则肠鸣积聚皆血病也。烦者，心烦也，满者，腹满也，皆热也。益气者，热伤气而宗气贯心脉以行呼吸，肺主气而朝百脉也。

飞　廉

飞廉者，风神也，以其身轻言之也。苦泄热而平不峻也。经言：肾主骨，节之交神气所游行出入。主骨节热者，解少阴热也。阳明脉行胫外廉。经曰：阳明之上，燥气治之，中见太阴，阳明从中见。胫重酸疼，湿热下流也。久服令人身轻者，热去也。

五味子

经曰：阴之所生，本在五味。五味者，备五味也。子，酸而温养也。经曰：肺欲收，急食酸以收之，用酸补之。益气者，肺主气也。经言：肺主咳。咳逆上气者，气不敛而虚寒上干也。劳伤羸瘦者，气伤而不充于身也。补不足者，经所谓真气夺为虚也。经言：肾开窍于二阴，藏精于肾。强阴益男子精者，肾气收而肺生肾也。

旋　花

旋花者，鼓子花也。甘调中而温养也。足阳明之脉行于面，是动则病颜黑。主面皯黑色媚好者，胃阳宣也。经言：大气积于胸中名曰气海。益气者，胃大络虚里之宗气充也。根，辛温而下行也。主腹中寒热邪气者，血海通也。经言：膀胱者，胞之室。吴本利小便者，血行则膀胱气化也。

兰　草

经言：病口甘者名曰脾瘅，治之以兰，除陈气也。兰者，香草也。辛通气而平不峻也。经曰：三焦者决渎之官，水道出焉。利水道者，三焦通也。经曰：三焦主腠理。腠者三焦会通元真之处，理者脏腑皮肤之文理。五脏皆为阴，六腑皆为阳。杀蛊毒辟不祥者，真气行也。经曰：少火生气。手心主脉历络三焦，膻中为气之海。久服益气者，正气充也。经曰：上焦开发宣五谷味充身，若雾露之溉是谓气。轻身者，大气运也。经曰：心主血。不老者，血气利也。经曰：君火以明，相火以位。上焦布胸中，包络代君行令。通神明者，手厥阴与手少阳相表里也。一名水香者，主水道而香通气也。

蛇床子

蛇床子者，蛇嗜卧而食其实也。蛇者，巳也。经曰：巳亥之岁，厥阴统之，风气通于肝。苦燥湿而平不峻也。经曰：阳明从中见，太阴之上，湿气治之。前阴者，宗筋之所聚。阳明，太阴之所合也，治痿独取阳明。阳明主润宗筋，宗筋主束骨而利机关者也。冲脉与阳明合于宗筋，阴阳总宗筋之会，而阳明为长，皆属于带脉而络于督脉。主男子阴痿湿痒者，风湿下并也。妇人阴中肿痛者，寒湿下并也。经言：身半以下者，湿中之病，在阴者名曰痹。血凝于肤者为痹。除痹气者，湿痹也。利关节者，宗筋利也。上焦布胸中，包络代君行令。癫痫者，湿郁痰也。恶疮者，湿蕴络也。轻身者，湿去也。好颜色者，阳上通也。

地肤子

地，阴类，而太阳主皮肤也。地肤者，扫帚也。子，苦泄而寒胜热也。经曰：膀胱者州都之官，津液藏焉，气化则能出。主膀胱热利小便者，热去则气自化也。经曰：膀胱者肾之使，肾者胃之关也。关门不利，故聚水而从其类。补中者，脾胃之水有所输泻则开阖之机活，而脾湿胃热不生也。益精气者，热去则脏真自益也。足太阳之脉起目内眦至耳。经言：巨阳者，诸阳之属也。耳目聪明者，阳气通于宗脉也。轻身耐老者，热去也。

景　天

景天者，石上草也。景乎日而盆养屋上也。苦泻热而平不峻也。经曰：少阴之上，热气治之。大热者，火大灼也。经曰：君火以明，诸疮痛痒皆属于心。火疮者，心主血而热聚也。身热烦者，热溢经络而心内烦也。外痹于血为邪气，内癖而积为恶气。邪恶气者，血郁热也。花者，荣也。主女人漏下赤白者，经言：胞脉属心而络于胞中，苦破热结也。轻身者，热去也。经曰：目者，心使也。明目者，火安也。一名慎火，一名戒火，其功能也。

茵陈蒿

茵陈者，因旧苗而更生也。蒿，言乎其类也。苦平渗不峻而微寒去热也。经曰：身半以上者风中之，身半以下者湿中之。寒则衰饮食，热则消肌肉。主风湿寒热邪气者，邪在肌而阳明主肌也。经曰：阳明之上，燥气治之。阳明从中见，中见太阴。风，阳邪也。湿，阴邪也。热结者，结于湿也。《伤寒论》曰瘀热在里也。黄疸者，周于身而结为疸也，热瘀分中而身目尽黄也。久服轻身者，湿热去也。经言：胃之大络名曰虚里，脉宗气也。益气者，宗气充也。阳明脉主血所生病，上行于面。耐老面白悦者，须发黑而气和也。长年者，胃为五脏六腑之本也。经曰：卯酉之岁阳明主之。白兔食之，辛卯岁采也。仙者，山人服也。

杜 若

杜若者，香草也。辛通阳而微温养也。经曰：阳气者闭塞，地气者冒明。上焦并胃上脘贯膈而布胸中。足少阳脉下胸循胁。肝脉上贯膈，布胁肋。主胸胁下逆气者，阳不充而厥逆上干也。经曰：中焦并胃中脘，泌糟粕，蒸津液，肝脉挟胃。温中者，经所谓厥阴不治取诸阳明也，胃阳宣也。经言：肝主风。肝与督脉会于颠。脑户，督脉穴也。风入脑户者，阳受邪也。头肿痛者，风上行而风胜则肿也。经言：脑渗为涕，肝主泪。经言：诸风掉眩皆属于肝。涕泪者，风动液也。经言：肾苦燥，急食辛以润之，开腠理，致津液通气也。久服则子令母实。益精者，补肾也。经言：肝开窍于目，肝脉连目系，五脏六腑之精阳气皆上聚于目而为之视。明目者，空窍利而阳不掩也。经言：精液和合而为高①者，入于骨空补益脑髓。令人不忘者，肾生脑也。一名杜衡，衡者平也，若者顺也，杜者止也。

沙 参

沙参者，沙含金而衍中薄也。苦行气而微寒养也。经曰：中焦取汁，上注于肺脉乃化为血。经曰：惊则气乱。乱则血死而不行。血结惊气者，结于惊而不通也。经言：风成为寒热，肺主身之皮毛。除寒热者，表和也。经言：脾为阴中之至阴，肺为阳中之少阴。补中者，薄脾阴也。益肺气者，利肺阴也。

---

① 精液和合而为高：《灵枢·五癃津液别》作"五谷之津液和合而为膏"。

经言：地气上为云，天气下为雨。中土所生之血，从肺太阴而行之，故补益也。吴本久服利人，其功能也。一名知母，肾藏智也。

升 麻

升麻者，叶似麻而升清也。苦能胜邪，平不害正，而微寒养也。经曰：两阳合明，故曰阳明胃者五脏六腑之本也。水谷气血之海也。海之所行云气者，天下也。解百毒者，毒绝真气也。杀百精老物殃鬼者，阳通也。辟瘟疫瘴气邪气蛊毒者，清气升也。经曰：地气通于嗌，胃脉挟口。入口皆吐出者，正气升则邪不容人也。经曰：水谷之海有余则腹满。中恶腹痛者。气闭也。经言：胃悍气上冲头者，循咽上走空窍。时气毒疠头痛者，清阳窒也。经言：风数行而善变①，寒则衰饮食，热则消肌肉。寒热风肿者，热结也。诸毒者，众也。喉痛者，痹也。口疮者，热循脉而上行也。久服不夭者，气和也。轻身者，阳明主肌也。长年者，生气通天也。吴本一名周升麻，周者，遍也，通也。

石龙刍

石龙刍者，席草也。草，龙须而石上生也。苦渗而微寒不峻也。经言：心主血，尺内以候腹。心腹邪气者，手少阴与奇经病也。经言：膀胱者，胞之室。心与小肠相表里。小便不利者，血痹而气化不行也。淋闭者，病甚也。风，阳邪，中上则心受之。湿，阴邪，中下则腹受之也。经言：心藏神，伤于邪则鬼疰害之。经言：腹为阴，伤于邪则恶毒从之也。久服补虚

---

①风数行而善变：《素问·风论》作"风者善行而数变"。

赢者，风湿去则新血生也。轻身者，络脉利也。耳目聪明者，宗脉通也。延年者，血脉和也。一名龙须，一名龙珠者，龙化气也。一名草续断者，血行也。

云　实

云实者，水皂角也。经曰：地气上为云，云出天气。实，其力实也。辛通而温散结也。主泄利肠澼者，地道通也。杀虫蛊毒者，阴物殄也。经言：肺主气。去邪恶结气者，利肺而去乎外痹内癖也。止痛者，结去也。经言：风成为寒热。肺主身之皮毛。除寒热者，解肺结也。花者，华也。经言：君火以明。见鬼精者，明烛幽也。经言：食气入胃。多食令人狂走者，阳明强而重阳狂也。经言：膻中为气之海。久服通神明者，大气利也。

王不留行

经言：心主血。心者君主之官。王不留行者，行血疾也。苦破而平不偏乎凉热也。金疮者，亡血甚也。止血者，不妄行也。逐痛者，通血结也。出刺者，开腠理也。经言：卧出而风吹之，血凝于肤者为痹。除风痹者，利孙络也。内寒者，血不荣也。久服轻身耐老增寿者，血气充也。

牡　桂

经曰：肝为牡脏，心为牡脏，肝藏血，心生血。牡，阳也。桂，圭也。牡桂者，用乎其阳者也。辛化气而温宣阳也。经言：肾主水，肺主咳。冲与少阴肾下行，冲脉为病逆气里急。膀胱者，胞之室，膀胱为肾之使。主咳逆上气①者，太阳气化则水

---

①咳逆上气：姜辑《本经》作"上气咳逆"。

行而血海不寒也。经言：宗气贯心脉而行呼吸，膻中为气之海。三阴脉皆至项而还。结气喉痹吐吸者，阳运也。关，机关也。节，骨节也。经言：十二原出于四关，节之交神气之所游行出入也。络脉灌渗诸节者也。利关节者，阳通也。经曰：阳明行气于三阳，太阴行气于三阴。补中者，气行也。经言：谷入于胃，其大气之抟而不散者，结于胸中，名曰气海。益气者，阳充也。经言：心藏神。久服通神者，心为阳中之太阳而脉舍神也。轻身不老者，气血和也。

箘 桂

箘桂者，形似竹而桂阳也。辛通而温养也。经言：风者百病之长也。主百病者，辛胜风也。经言：肾藏精，心藏神。养精神者，温少阴也。经言：十二经三百六十五络血气皆上于面，而走空窍，精阳气上走于目而为视，别气走于耳而为听，宗气出于鼻而为臭，浊气出于面走唇舌而为味。和颜色者，阳上充也。经曰：酸先入肝，苦先入心，甘先入脾，辛先入肺，咸先入肾。为诸药先聘通使者，先乎其所先也，化气疾而脉络通也。久服轻身不老者，阳运而血和也。经言：心主血，心之华在面。阳明脉上行于面，为十二经之海。面生光华者，阳外现也。媚好常如童子者，经所谓少火生气也。

松 脂

松，木公而脂养也。苦胜风而甘温调也。经言：荣卫稽留于经脉，热胜则肉腐为脓，不能陷，骨髓不为焦枯，五脏不为伤，曰痈。热气盛，下陷肌肤，筋髓枯，内连五脏，血气竭当其痈下，筋骨良肉皆无余，曰疽。癖而内着谓之恶。主痈疽恶疮者，去脉络癖而生新肉也。三阳脉皆上于头，故头为诸阳之宗也。经言：风与太阳俱入，行诸脉俞，散于分肉之间，与卫气相干，其道不利，故使肌肉膹膜而有疡。头疡者，风上行而脉肌结也。白秃者，风入络而虫剪发也。疥者，风蕴湿于孙络也。瘙，吴本作搔，搔乎皮痒蜕也。夫松者百木之长也。风者百病之长也。气，病乎恶疡秃搔也。安五脏者，利血脉以息风而不内煽也。久服轻身不老延年者，风不灼乎脉络三阴也。

槐 实

槐者，怀也，归也。实，破结也。苦泻热而寒胜热也。主五内邪气热者，邪入脏中而热结也。经曰：脾为涎，肾为唾。止涎唾者，脾肾热去也。肝主筋，故曰绝。肺主皮，故曰伤。补绝伤者，肝肺热解也。经曰：君火以明，诸疮痛痒皆属于心。火疮者，心热盛也。阳明脉下乳内廉。妇人乳瘕者，胃热闭而脉络不通也。经言：女子胞为奇恒之府。子脏急痛者，胞中热而实，拒按也。

枸 杞

枸杞者，以根用也。苦寒言乎其胜热也。主五内邪气者，外受邪而内舍脏也。热中消渴者，邪并于阳明脉，入胃而津液灼也。经言：周痹在血脉之中，随脉以上，随脉以下，不能左右，各当其所。此内不在脏而外未发于皮，独居分肉之间，真气不能周，故曰周痹。周痹风湿者，迫切为沫而分裂痛也。久服坚筋骨者，固肝肾阴也。轻身者，肌热去也。不老者，络脉充也。耐寒暑者，百脉和也。一名地骨，一名地节者，根其功能也。吴本一名枸忌，一名枸根者，名其物义也。

橘 柚

橘、柚，二果而功用同也。辛通而温散也。经言：右外以候肺，内以后胸中。谷入于胃，其大气抟而不散者，结于胸中名曰气海。主胸中瘕热者，气闭乎热也。经言：上焦并胃上脘，贯膈而布胸中。利水谷者，通胃脘也。久服去臭者，臭生于热，逆积滞也。下气者，胸气通则天气降也。经言：膻中者心主之宫城也。气海有余则气满胸中。通神者，心藏神而胸气利也。一名橘皮者，言乎其物功能也。肺统胸而皮主气也。

柏　实

柏，白也。柏禀金气生而实者，仁也。甘平者，中和调也。经曰：肝主惊。《伤寒论》曰心动悸。惊悸者，肝心虚也。经言：肺主气，宗气贯心脉而行呼吸，结于胸中名曰气海。益气者，平补也。经言：身半以上者邪中之，身半以下者湿中之。除风湿者，血气充则邪自去也。经言：五脏皆为阴。安五脏者，金清坚而阴养也，心为五脏主。经言：天气下为云。久服令人润泽者，肺金旺而输精百脉也。美色者，心之华在面也。十二经、十五络血气皆上于面也。耳目聪明者，宗脉通而心主脉也。不饥者，脾阴实也。不老者，肝血足也。轻身延年者，三阴固也。

茯　苓

茯苓者，去伏水而令气化也。甘中和而平不峻也。经言：诸邪之在心者，皆在于心之包络，包络脉循胸中，出胁下，病胸胁支满。五脏六腑，心为之主。胸胁言乎其部也。胸胁逆气者，气不化而上逆也。经言：肺主忧，肝主惊。忧恚惊邪者，因忧恚惊则肺治节不行，肝气厥而邪逆乎胸胁部分也。经曰：肾主恐。《伤寒论》曰心动悸。恐悸者，水邪盛而上犯君火也。心下，言乎其部也。经曰：少阴为枢，少阳为枢。心下结痛者，气窒而水结闭痛也。寒热者，上焦宣发水谷气而主腠理，与太阳同主表也。烦者，心气郁也。满者，胸胁气闭也。咳逆者，水气上干也。经言：廉泉玉英者，津液之道。任脉别而络唇口，胃脉挟口环唇，上焦并胃上脘。口焦舌干者，水聚而正津不布也。利小便，言乎其功能也。经言：小肠为心之使，膀胱为肾之使。保心气而利水气也。经言：心藏神，随神往来谓之魂。久服者，经所谓久而增气，物化之常也。安魂者，肝脉络阴器，肝逆则小便不利而魂不安也。养神者，经言：心伤则神去。小便利则水害除也。不饥者，经言：脾为胃行其津液，小便行则谷精输也。一名伏兔①者，兔窟藏而伏水通也。

榆 皮

《书》曰俞，《礼》曰男唯女俞，俞，言乎口顺应也。口为脾胃外候也。榆皮者，所用皮也。甘平调而滑利者通也。经言：大肠、小肠皆属于胃。主大小便不通者，胃气通而肠皆以受气也。经曰：三焦者水道出焉，上焦并胃上口，中焦并胃中脘，下焦并胃下口。利水道者，利胃而决渎自利也。经言：三焦、膀胱者，腠理毫毛其应。除邪气者，阳气利则外邪不得聚也。久服断谷者，胃滑利则谷气不能留也。经言：胃中之谷常留二斗。神者，水谷之精气也。故人绝水谷则死。谷但日断，必其可救荒而但饮水也。经曰：肠胃之中常留水一斗五升也。轻身不饥者，气行也。其实尤良者，实力足也。一曰零榆，叶飘零而功用同也。

酸 枣

酸枣者，樲也。经曰：心色赤，宜食酸。酸宜心而平不峻

---

① 伏兔：姜辑《本经》作"茯兔"。

也。经曰：心生血，胞脉属心而络于胞中。经曰：因于露风乃生寒热，风成为寒热。心腹寒热者，风与络脉并入而干血海也。邪结气聚者，《金匮》所谓虚烦不得眠，《别录》所谓脐上下痛，血转也，阴虚灼也。经曰：四肢者诸阳之本也，四肢皆禀气于胃，而不得至经，必因于脾乃得禀也。太阴之上，湿气治之。血凝于肤者为痹。四肢酸痛湿痹者，湿闭气也。酸枣，酸收则敛，酸涌则泄也。经言：五脏皆为阴。久服安五脏者，《别录》所谓助阴气也。轻身延年者，阴足也。

干 漆

漆者，桼汁也。干，言乎煎烧及自干也。辛散而温通也。绝者，络脉也。伤者，肉䐃也。经言：脾病不能为胃行其津液。补中者，积滞去则太阴行气于三阴也。经言：血归于肝，胞脉系于肾，肝主筋，肾主骨。续筋骨者，瘀消也。经言：五谷之精液和合而为高者，内渗入于骨空，上益脑髓。填骨髓①者，结去也。经言：肺朝百脉，心生血，肝藏血，脾藏荣，冲脉与少阴肾下行。安五脏者，瘀血行则脏气宁也。经言：大筋缓短，小筋弛长。五缓六急者，血不濡筋也。风寒湿痹，血凝于肤也。经言：长虫多则梦相杀毁伤。生漆去长虫者，辛温胜乎风，邪泮涣也。久服轻身耐老者，血和也。

蔓荆实

蔓荆者，荆木而苗蔓生也。实，苦渗而微寒胜风也。经言：因于露风乃生寒热。经言：风胜者，为行痹。筋骨间寒热者，风行关节间也。经言：湿热不攘，大筋缓短，为拘。湿痹拘挛

---

①填骨髓：姜辑《本经》作"填髓脑"。

者，血不濡筋而挛乎缩不伸也。经言：肝开窍于目。明目者，肝主风也。经言：风胜则动，足阳明脉上入齿中。经言：臂阳明有入頄①遍齿者，下齿龋取之；足太阳有入頄遍齿者，上齿龋取之。坚齿者，风随经脉而上行也。经言：九窍不利，肠胃之所生也。九窍为水注之气。利九窍者，风淫空窍而肠胃生病也。去白虫者，肝风息也。久服轻身耐老者，肝血和也。小荆者，牡荆也。实亦等者，功用同也。

辛　夷

辛夷，木笔也。夷者，夷而味辛也。辛胜风而温养也。经言：风成为寒热。五脏，内也。身体，外也。五脏身体寒热者，风淫乎表里病也。经言：肝主风，足厥阴脉连目系，与督脉会于巅。经言：邪中于项，其入深则随眼系以入于脑。风头脑痛者，风上行而深入也。经言：气之津液皆上熏于面。经言：邪中面则下阳明，阳明脉行于面。面黯者，风郁阳也。久服下气者，辛散胸逆而下通也。轻身者，风去也。明目者，肝通窍也。增年者，百病皆生于风而阳气充也。耐老者，血气和也。

杜　仲

杜仲者，折之多白丝而主用大也。经曰：肾苦燥，急食辛以润之，肝欲散，急食辛以散之，用辛补之。辛通气而平不峻也。经言：腰者肾之府，转摇不能，肾将惫矣。膝者筋之府，屈伸不能行则偻俯，筋将惫矣。腰膝痛者，肾肝虚也。经言：脾者土也，治中央，其脉贯胃，故为胃行其津液。补中者，脾气行也。经言：肾主精。益精气者，培脏真也。坚筋骨者，固

---

①頄（qiú 求）：面颧，《玉篇·页部》"易曰壮于頄，王弼云頄面颧也"。《灵枢·寒热病》作"鸠"，"頄"义胜。

肝肾也。经言：肾藏志，又曰精舍志。强志者，旺精气也。经言：前阴者阳明太阴之所合也。太阴之上，湿气治之。风胜则痒，肝脉络阴器。除阴下湿痒者，祛乎下流风湿也。小便余沥者，气化不利也。久服轻身耐老者，真气和也。

桑上寄生

桑箕星，精也。根寄生而奇，经，寄肾也。经曰：尺外以候肾，尺内以候腹也。经曰：肾欲坚急，食苦以坚之，用苦补之。苦入血而平不峻也。腰为肾之府。腰痛者，肾病也。少阴肾脉贯脊，督脉与巨阳中络合少阴经，言丈夫八岁肾气实。小儿背强者，肾虚不泻也。经言：热胜则肿。痈肿者，血海热也。充肌肤者，经言：冲任为经络之海。血气盛则充肤热肉也。发，血余也。齿，骨余也。经言：冲脉与少阴肾下行，肾主骨。坚发齿者，肾固也。须眉亦血所生也。长须眉者，血足也。经言：生之来谓之精，胞脉络系于肾。安胎者，肾足也。实者，椹也。实，气聚而甘平调也。明目者，经言：骨之精为瞳子，肝受血而能视也。通神者，胞脉属心而络于胞中，通心气于肾，而心生血也。

女贞实

女，阴类，而贞正固也。实者，实也。苦坚阴而平养也。经曰：脾为阴中之至阴。脾者，土也，治中央。补中者，实脾气也。经曰：五脏皆为阴，脾孤脏以灌四旁。安五脏者，宁脏真也。经言：肾藏精，心藏神。养精神者，助少阴也。经言：风者百病之长也。除百病者，脏气固则邪不能入也。经言：脾主身之肌肉。久服肥健轻身者，脾旺也。经言：年四十而阴气自半，男不过八八，女不过七七。不老者，阴足也。

蕤核

蕤，《尔雅》所谓棫白桵也。花实蕤蕤下垂，而核者仁也。甘调而温散风也。心腹者，心主血而腹血海也。经言：身半以上者邪中之。邪热结气者，风邪入血脉则生热而结不通也。经言：肝开窍于目，肝受血而能视。明目者，血行则风息也。目赤伤痛泪出①者，风上行而肝主泪也。经曰：夫风之中目也，阳气内守于精，是火气燔目，故见风则泣下也。经言：热盛则肿。目肿眦烂者，风化热而伤经也。久服轻身者，邪去也。益气者，结解也。不饥者，血生脾而脾足也。

藕实茎

藕者，以耦生也。藕，其根也。实，其仁也。茎，其干也。甘平调而涩固也。经言：脾土也，治中央。补中者，益脾也。经言：心藏神，脉舍神，心生血，血生脾。养神者，安心也。经言：脾生肉，肉生肺，肺主气。益气力者，旺肺也。《金匮玉函经》曰风气百疾。除百疾者，土气实则风息也。经言：脾主身之肌肉。久服轻身者，脾健也。经言：脾藏荣。耐老者，荣足也。不饥者，脾实也。经言：阴精所奉其人寿，脾为阴中之至阴。延年者，脾主为胃行其津液也。

大枣

枣重束而棘并束也。大，言乎其力巨也。甘平，中和调也。经言：诸血皆属于心，冲任循腹右上行。心腹邪气者，虚邪入血而内舍也。经言：中焦取汁，脾藏荣。安中者，血生脾也。养脾气者，脾乃太阴之气也。枣生血，故养阴也。平胃气者，

---

①目赤伤痛泪出：姜辑《本经》作"目赤痛伤泪出"。

胃乃阳明之气也。枣生液，故平燥也。经言：九窍不利，肠胃之所生也。九窍为水注之气。通九窍者，气贯也。助十二经者，荣血之所循行也。补少气者，宗气乏也。少津液者，脾主为胃行其津液也。经言：脾者土也，孤脏以灌四旁。身中不足者，脾不充也。经言：肝病为惊骇。大惊者，血虚也。经言：四肢皆禀气于胃，必因于脾。四肢重者，气不运也。和百药者，胃为十二经之本，脾脉贯胃而甘平和也。久服轻身者，脾主肌也。延年者，灌溉脏腑也。叶，生气也。甘缓而温散也。微毒者，其功用也。经言：太阳为开，太阴为开。《本经》言：麻黄主发表出汗。主覆麻黄能令汗出①者，取太阳之津液以为汁，此助少津液故也。

葡　萄

葡萄者，古蒲桃也。甘平调而涩固也。经言：肝主筋，肾主骨。病在阴者，名曰痹。筋骨湿痹者，固脏气而胜湿也。益气者，助肺也，助膻中也。力言乎筋力、骨力、气力也。倍力者，筋骨气健而力充也。经言：肾藏志，脾主身之肌。强志令人肥健者，肾脾旺也。忍风寒者，腠理充也。久食轻身不老延年，解见前篇。可作酒者，经言：饮酒先行皮肤，乃注于络脉皆盈，乃注于经脉皆盈也。

蓬　蘽

蓬蘽者，薅秧藨也。酸收而平不峻也。经言：五脏皆为阴。阴者，藏精而起亟也。五脏盛乃能泻。安五脏者，脏气敛也。经言：丈夫二八肾气盛，精气溢泻，故能有子。益精气者，助

---

①汗出：姜辑《本经》作"出汗"。

肾也。经言：三八肾气平均，筋力劲强，四八筋骨隆盛。长阴令人坚者，经所谓肾生骨髓，髓生肝，肝生筋也。强志者，肾藏志也。倍力者，骨力充也。有子者，肾足也。久服轻身不老，解见前篇。吴本一名覆盆，阳道覆而盆固也。

鸡头实

鸡头，言乎其形似也。鸡头实者，芡实也。甘平养而涩固也。经言：身半以下者，湿中之。病在阴者，名曰痹。主湿痹者，固脏气而胜湿也。夫腰脊膝人身之大机关也。经言：腰者肾之府，膝者筋之府。督脉与巨阳中络者合少阴，贯脊属肾。经言：寒气胜者为痛痹，湿气胜者为着痹。腰脊膝痛者，湿聚于机关内也。经言：太阴之上，湿气主之。脾恶湿。补中者，助脾也。暴病，猝病也。经言：脾孤脏，以灌四旁。除暴疾者，阴道利而筋骨肌脉皆禀气以生也。益精气者，补肾也。令耳目聪明者，痹气除而宗脉通也。久服轻身不饥者，脾实也。耐老者，脾藏荣，而冲与少阴肾下行为十二经之海也。神，言乎精阳气也。神仙者，心藏神而山人服也。一名雁啄，其时物也。生池泽者，出汙泥①而得水精也。

胡　麻

胡麻者，油麻也。甘平中和调也。经言：脾为胃行其津液。伤中者，脾约也。虚羸者，中气不充也。补五内者，脾居中以灌溉四旁也。益气力者，脾散精归肺而肺主气也。长肌肉者，脾主肌也。经言：精液和合而为膏者，内渗入于骨空，上益脑髓。填髓脑者，髓充而上注于脑也。久服轻身不老者，脾行气

---

①汙泥：汙与"汙"形近，疑"汙泥"为"汙泥"之误。

也。叶名青蘘者，叶其生气也。甘中和而寒胜热也。主五脏邪气者，风邪入而热灼阴也。经言：风寒湿三气杂至合而为痹。经言：病久则传化。风寒湿痹者，痹郁热而滑去着也。经言：热伤气。益气者，热去也。经言：脑为髓之海。补脑髓者，叶上润而精液注也。坚筋骨者，固肝肾也。久服耳目聪明者，宗脉利也。不饥不老增寿，解见前篇也。

麻蕡

麻蕡者，大麻花也。辛通而平不峻也。有毒者，以毒攻疾而慎服也。经言：胃者五脏六腑之海也。主五劳七伤者，宣胃阳以灌溉也。经言：两阳合明，故曰阳明。多服令人见鬼者，明烛幽也。吴本利五脏者，通气也。下寒血气者，辛开心阳而下通于胞中也。通神明者，心气出也。麻子者，火麻仁也。甘平中和调也。补中者，养脾阴也。益气者，热伤气而肺喜润也。《难经》言：呼出心与肺，吸入肾与肝，脾为呼吸纽也。久服肥健者，脾主肌肉也。不老神仙，解见前篇。

冬葵子

经言：太阳为开。阳气者，若天与日。冬葵子者，葵向日而冬寒。子，实也。甘治中也，寒胜热也。滑，去着也。经言：风成为寒热。赢瘦者，经所谓寒则衰饮食，热则消肌肉也。主五脏六腑寒热赢瘦者，风化热而气闭也。五癃者，膀胱不化也。利小便者，通太阳也。经言：肾主骨，膀胱为肾之使。久服坚骨者，腑气化而脏真固也。经言：肾者胃之关也。关门不利，故聚水而从其类也。长肌肉者，阳明主肌而水气行也。轻身延年者，津布也。

苋 实

苋草治目而令人见也。苋实者，白苋也。甘调而寒胜热也。

经言：肝开窍于目，筋之精为黑眼。主青盲明目者，热伤肝也。除邪者，风为热邪也。经言：下焦别回肠而渗入膀胱，肝脉络阴器。利大小便者，热结下焦而气不利也。经言：风成为寒热。去寒热者，除风也。久服益气力者，热伤气也。不饥轻身者，助脾阴也。

白冬子

白者，金也。冬者，水也。子者，实也。甘中和而平不峻也。令人悦泽者，经所谓水精四布也。经言：十二经、十五络血气皆上于面，心之华在面，阳明脉行于面。好颜色者，津液充也。益气者，膻中为气之海而肺主气也，润也。不饥者，脾足也。久服轻身耐老者，太阴旺也。一名白瓜，瓜，其物也。一名水芝，芝，其养也。

苦 菜

苦菜者，茶也。苦泄热而寒胜热也。经言：五脏皆为阴。主五脏邪气者，风邪入而热灼阴也。经言：胃为水谷之海。厌谷胃痹者，热闭胃中而不喜纳谷也。经言：少阴之上，热气治之。食气入胃，浊气归心。久服安心者，胃络通心而热去也。经言：谷入于胃，其大气抟而不散者结于胸中名曰气海，宗气贯心脉而行呼吸。益气者，热伤气也。经言：肾藏智。聪察者，热祛而肾气充也。经言：卫气者，水谷之悍气，入于阴则寐，出于阳则寤。《伤寒论》曰风温为病，多眠睡。少卧者，神清也。轻身耐老者，热除也。

龙 骨

龙，神物而骨蜕也。甘平，正也。经言：心藏神，腹为阴。主心腹者，心主血，而冲任循腹右上行也。鬼疰精物老魅者，阴邪干阳，以扰其神明而入乎阴血内也。经言：肾者主水。咳逆者，龙镇水也。经言：肾开窍于二阴。下利①者，经所谓少阴为枢而镇枢折也。经言：胞脉属心，而络于胞中，冲脉与少阴肾下行。脓血者，经所谓少阴不藏而血热也。女子漏下者，血陷也。癥瘕坚结者，血结也。皆鬼疰魅变化之为病，而以龙变化治之也。经言：少阴之上，热气主之。小儿热气者，心邪也。惊痫者，肝主惊而痫发乎包络间也。经言：齿者骨之余。龙齿，涩镇正而凉胜热也。主杀精物者，龙神化而齿坚锐也。大人，言乎脏气充也。大人惊痫者，邪气盛乎厥阴也。经曰：诸痉强直皆属于湿，风者百病之长也。足太阳主筋所生病。诸痉者，风湿郁热而筋挛缩也。经言：重阴者颠，重阳者狂。癫疾狂走者邪入阴，癫而入阳狂也。经言：大气结于胸中，膻中为气之海，宗气贯心脉而行呼吸。心下结气不能喘息者，气郁痰乎其部分也。小儿，言乎脏气未实也。小儿五惊十二痫者，包络代君行令，心为五脏主，而化赤为血以荣十二经也，热煽痰也。

麝 香

麝香者，麝乃獐而香射也。辛走气而温通也。经言：癖而内着，恶气乃起。辟恶气者，香去着也。鬼，阴气也。精，邪搏也。杀鬼精②者，香烈也。三虫，经所谓长虫、短虫、白虫也。去三虫者，辛胜风而香窜乎阴之绝阳也。医和曰蛊者淫溺惑乱之所生也。经言：风者百病之长也。少腹烦冤而痛，出白一名蛊。蛊毒者，物惑神而毒绝生气也。辛通神而香通清道也。

---

①下利：姜辑《本经》作“泄利”。
②杀鬼精：姜辑《本经》作“杀鬼精物”。

经言：先伤于风而后伤于寒，名曰温疟，开腠理也。惊痫者，邪闭乎厥阴而痰郁也。久服除邪者，正气宣也。经言：邪从外袭内，未有定舍，与荣卫俱行，而与魂魄飞扬。使人卧不得安，邪害正也。不梦寤魇寐者，脏气畅①也。

熊　脂

熊，雄也，脂，滑也。甘调而微寒胜热也。经言：病在阳者风病，在阴者痹，阴阳俱病名曰风痹。经言：荣气虚则不仁。主风痹不仁者，由阳入阴而病于荣也。筋急者，邪着筋而液不濡也。五脏腹中积聚者，《灵枢·百病始生篇》之所论详也。经所谓内外三部之所生病也。滑，去着也。经言：风成为寒热，寒则衰饮食，热则消肌肉。寒热羸瘦者，风灼热而脂润也。白秃，风煽血也。奸疱，风涸华也。头伤白秃面上奸疱者，风上炽而脂泽上滋也。经言：肾藏志，又曰精舍志。久服强志者，肾生髓而脂益精髓也。不饥者，脾气实也。轻身长年者，脏气足也。

白　胶

白胶者，鹿角胶也。鹿，阳兽而通督脉也。夫督者，荣血也。经言：脾治中央，为胃行其津液。主伤中者，乏中焦取汁之源也。劳绝者，五脏房劳而络脉绝也。经言：腰者肾之府，督脉抵腰中络肾。腰痛者，肾气虚而不注督也。羸瘦者，生气乏也。经言：禀气于胃，必因于脾。补中者，脾气实而胃中泌蒸津液之气行也。经言：上焦宣发，熏肤充身泽毛，若雾露之溉是谓气。膻中为气之海，宗气贯心脉而行呼吸，督脉上贯心。

---

①畅（yáng 音阳）：古代一种车。此处疑为"畅"之误。

益气者，上焦荣并肺太阴而行五十周也。经言：督生病，少腹上冲心而痛为冲疝，女子不孕。妇人血闭无子者，心气不下通而督寒也。女子，少也。妇人，长也。止痛者，督气通也。经言：胞之脉系于肾，督脉总一身之阳。安胎者，肾间之动气固也。久服轻身延年者，阳气充也。

阿　胶

经言：手少阴内属于心，外合于济。阿胶者，胶用乎阿井水而济泆流也。甘平中和调也。心腹内崩者，血陷也。心生血而腹乃血海也。劳极者，五劳所伤而血气疲极也。洒洒如疟状者，络脉虚而荣卫不和也。腰腹痛者，腰为肾府而胞虚寒也。四肢酸痛者，五腧皆在四肢而血耗生热也。女子下血者，心主血也。安胎者，血足而胞气固也。久服轻身者，血充也。经言：宗气贯心脉而行呼吸。益气者，血舍神而大气盛于气海也。一名傅致胶，其造作也。

石　蜜

石蜜者，生岩石也。蜜，言乎有礼数也。甘平中和调也。经言：心生血，冲、任循腹右上行。心腹邪气者，风灼血而蜜润也。经言：肝恶风，其发为惊骇，肝苦急，疾食甘以缓之。诸惊者，缓而滋也。痫者，手厥阴之所发也。甘泻热而蜜柔也。经言：风伤筋，足太阳主筋所生病，诸暴强直皆属于风。痓者，热灼筋而柔不养也。经言：五脏皆为阴。安五脏者，益阴也。诸不足者，真气乏也。经言：大气抟而不散，结于胸中名曰气海，肺主气。益气者，热去而蜜填实也。补中者，甘崇土也。止痛者，缓则气通也。解毒者，甘乃和也。除众病者，脾孤藏以灌溉四旁也。和百药者，调以甘也。经言：精舍志，肾盛怒不止则伤志，恐惧不解则伤精。久服强志者，蜜和合而为膏也。轻身不饥者，脾健也。不老者，血充也。延年者，经所谓阴精所奉其人寿也。经言：壮火食气，少火生气。阳气者，精则养神。神仙者，神旺而山人食也。

蜂 子

子，言乎其挚也。蜂子者，甘平调而微寒胜热也。主头风者，头诸阳而风上行也。蜂上飞而聚花馨者，胜风也。《春秋传》曰：蛊，淫溺惑乱之所生也。经言：风百病之长也。肺痹传肝，肝痹传脾，脾风传肾，名曰疝瘕。少腹烦冤而痛，出白一曰蛊。除蛊毒者，蜂知义而花精解结也。补虚羸者，益阴气也。伤中者，脾气乏而不能灌溉也。久服光泽好颜色者，花乃华，而心之华在面也。足阳明脉行于面也。不老者，风去而血足也。吴本大黄蜂子者，其力大也。心腹胀满痛者，风入血热而不通也。轻身者，风去也。益气者，宗气贯心脉而行呼吸也。诸血皆属于心，而风不灼也。李本土蜂子者，生土中，而脾土主肌也①。甘平②调肌，而有毒乃胜毒也。经言：热胜则肿。主痈肿者，毒聚热也③。

蜜 蜡

蜜蜡者，蜜跖也，蜜取花馨而蜡取乎花质也。甘调而微温养也。经言：热盛则为脓，冲为血海。下利脓血者，胞伤热也。经言：脾主肌，脾孤脏以灌溉四旁。补中者，益脾也。续绝伤者，绝言乎筋络脉而伤言乎皮肌也。金疮者，外伤甚也。经言：热伤

---

①肌也：二字原漫漶不清，据清刻本补。
②甘平：二字原漫漶不清，据清刻本补。
③热也：二字原漫漶不清，据清刻本补。

气，肺主气，肺朝百脉，宗气贯心脉而行呼吸，膻中为气之海。益气者，助肺膻中也。不饥者，脾实也。耐老者，体坚也。

牡 蛎

牡，阳，左旋①，而蛎②者介也。咸软平不峻而微寒胜热也。经曰：风成为寒热，肝主风，少阳中见厥阴。《伤寒论》曰：少阳病往来寒热。伤寒寒热者，风病枢也。经言：肾疟令人洒洒然温③。温疟洒洒者，肾热也。经所谓用咸泻之也。经言：肝主怒，其发为惊骇。惊恚怒气者，肝气逆也。经言：肝主筋，大筋缓短为拘。除拘挛④者，破肝结也。经言：陷脉为瘘。经言：鼠瘘之本，皆在于脏，咸走血也。经言：肝藏血，任脉为病带下瘕聚，带脉起于季胁。女子带下赤白者，胞结热也。肝移热于带脉也。经言：肾主骨，诸筋皆属于节。久服强骨节者，坚肾肝也。经言：肝藏魂，随神往来谓之魂。杀邪鬼者，正气旺也。延年者，阴精奉也。

龟 甲

龟，神物而运任脉也。甲者，介也。甘平调而有毒⑤，力巨也。主漏下赤白者，去胞血结而坚肾也。经言：任脉为病女子带下瘕聚。破癥瘕者，任气通也。经言：逆夏气则伤心，秋为痎疟，邪结腠理也。经言：风客淫气邪伤肝，因而饱食肠澼为痔，魄门亦为五脏使。五痔者，下结魄门也。阴蚀者，邪下

---

①牡阳左旋：四字原漫漶不清，据清刻本补。

②蛎：原漫漶不清，据清刻本补。

③肾疟令人洒洒然温：《素问》作"肾疟者令人洒洒然，腰脊痛……"无"温"字，删去为妥。

④拘挛：姜辑《本经》作"拘缓"。

⑤有毒：此处或指龟甲功用大而言。

伤也。经言：太阴之上，湿气治之，四肢皆禀气于胃，必因于脾。经言：病在阴者名曰痹，五腧皆在四肢。湿痹四肢重弱者，湿气结而井腧血脉不通也。小儿，言乎脏气未实也。《孔子家语》云：三岁囟合，然后能言。经曰：任脉循脊里，上出于颃颡，以灌诸阳①。肾主骨。小儿囟不合者，龟肠在首能运肾气以循任而上达也。久服轻身者，癖着去也。不饥者，脾阴实也。一名神屋，妙乎上下宅也。

桑螵蛸

桑箕精属肾，而螵蛸者螳螂子房也。咸入肾，入血，而甘平养也。经言：脾与胃以膜相连，而能为胃行其津液。阳明胃者，五脏六腑之本也。伤中者，灌溉乏也。经言：任脉为病，男子七疝，女子瘕聚。疝瘕者，足阳明脉主血所生病也。任统一身之阴，而阴气不通也。经言：阳明主润宗筋，冲、督、带皆会于宗筋，而阳明为之长。阴痿者，生气弱也。经言：肾藏精。益精者，精生于谷而胶粘补肾也。经言：肾气盛，精气溢泻，故能有子。生子者，肾旺而血海足也。经言：任脉虚，太冲脉衰少，天癸竭，故无子。经言：腰者肾之府，转摇不能，肾将惫矣。女子血闭腰痛者，肾虚不泻也。经言：膀胱为肾之使。气化则能出五淋。利小便者，脏气固则腑气通也。经言：少阳属肾，肾上连肺，故将两脏。三焦者中渎之府，水道出焉，属膀胱是孤之腑也。利小便水道者，肾旺所以决渎行也。

---

①任脉循脊里……诸阳：此十二字，《素问·骨空论》言："任脉者，起于中极之下，以上毛际，循腹里，上关元，至咽喉，上颐循面入目。"《灵枢·五音五味》言："冲脉、任脉皆起于胞中，上循背里，为经脉之海；其浮而外者，循腹（右）上行，会于咽喉，别而络唇口。"任、督二脉会与唇口，督脉总督诸阳，故言"以灌诸阳"。

中 品

雄 黄

雄阳，黄中，而石重也。苦破，平不偏，而寒胜热也。有毒者，其力巨而以毒攻毒也。经所谓常毒治病也。寒热鼠瘘者，经言：鼠瘘，寒热之毒留于脉而不去者，本皆在脏，而上出于颈腋间也。恶疮，毒蕴也。疽，毒陷也。痔，毒下流也。死肌，毒遏荣也。经言：阴之绝阳，名曰厥阴，包络代君行令。杀精物恶鬼邪气，靖膻中而神明安也。百虫毒者，石镇肝而胜风也。胜五兵者，制金毒也。炼服治①者，火乃化也。轻身神仙者，精阳气通而仙人服也。

雌 黄

雌阴，黄中，而辛通，平，不偏也。有毒言乎其功用也。经曰：诸疮痛痒皆属于心。恶疮者，毒蕴血也。头秃者，头诸阳而风上行也。痂，言乎血结毒也。疥，言乎孙络郁毒也。杀毒虫虱者，石镇风也。经言：风胜则痒。身痒者，风煽热也。邪气者，气不正也。诸毒者，毒类繁也。经曰：久而增气，物化之常。炼之，化也。久服，增也。轻身增年不老，毒去也。夫药治病者也，无病参芪不可试也，况毒药乎？盍无慎诸？

石硫黄

石硫黄者，阳下流而石凝乎土中黄泉也。酸固温镇而有毒力巨也。妇人阴言乎其重阴也。阴蚀疽痔言乎阴邪盛也。经言：冲脉与少阴肾下行，胞之脉系于肾。经言：若有所伤，气藏于

---

① 炼服治：姜辑《本经》作"炼食之"。

血脉之中，有所坠堕，恶血留而不去。恶血者，阳衰竭不运而血凝毒也。经言：阳气柔则养筋，肾主骨。坚筋骨者，少阳属肾而兼两脏也。头秃，督太阳虚而肝血不荣也。除头秃者，石镇阳而胜风也。能化金银铜铁奇物，火变金也。而寒实物留著胃太肠中者，必化也。则中硫黄毒者，必灼肺魄，阳明燥金而痛乎肺胃大肠也，可无慎乎！

水 银

水流动而色似银也。辛走而极寒胜热也，有毒则能治大病而害平人也。疹，言乎风热蕴也。瘘，言乎自脏发也。痂，言乎毒结血也。疡，言乎火灼阴也。白秃，风上灼而虫剪发也。虱，化物也。经言：三焦膀胱者，腠理毫毛其应。阳明主肌。经言：壮火气盛，邪害空窍。杀皮肤中虱者，消壮火食气之毒而疹物化也。经言：人始生先成精，故生之来谓之精。堕胎者，寒走精而绝乎肾生气也。经言：少阴之上，热气治之，诸疮痛痒皆属于心。除热者，丹化汞而泻君火也。经言：西方白色入通于肺，其类金，阳明之上，燥金治之。杀金银铜锡毒者，柔烂刚也。寒消乎肺胃大肠中热毒也。熔化，以火变也。还复为丹，功用乎手足少阴也。久服神仙不死者，毒去而精阳气通也。而方术家因以杀人也，可无慎乎！

石 膏

石，云根也，膏，雨泽也。辛解肌而寒胜热也。经言：圣人之避贼风如避矢石。《伤寒论》曰：脉缓者名为中风。经言：风成为寒热。中风寒热者，风阳邪而中肌也。经言：上焦并胃上脘，贯膈而布胸中，走腋，循太阴之分而行，上至舌，下足阳明。上焦宣发五谷味，若雾露之灌溉，是谓气。心下逆气者，热结上焦也。经言：阳明厥则喘而悗，闻木音则惕然而惊。经言：肺主气，诸气皆属于肺。惊喘者，阳明主肌而热灼也，木挟热以乘肺也。阳明脉挟口，口干舌焦者，胃液涸而乏。上焦如雾之润泽也。经言：大气结于胸中，名曰气海，贯心脉而行呼吸。不能息者，热伤宗气也。经言：天气下为雨，天气通于肺。腹中坚痛者，热上灼肺而天气不降则气化窒也。邪鬼挟热而逼乎膻中神昏也。除邪鬼者，热去而神明安也。产乳金疮，亡血甚而热炽也。津液调和，而胃脉下乳内廉，而胃中取汁变化而赤为血也。

磁 石

磁，引物而石质重也。辛走脉而寒胜热也。经言：风寒湿气客于外分肉之间，迫切为沫，得寒则聚，分裂则痛。周痹在血脉中，随脉以上，随脉以下，不能左右各当其所。经言：四肢者诸阳之本也，节之交神气之所游行出入也。周痹风湿者，邪着脉也。肢节中痛，邪闭阳也。不可持物，邪窒气也。洗洗酸消，邪灼精也。磁石以重而聚引乎其着也。经言：心主脉，少阴之上，热气主之。大热烦满，君火郁于周痹，而心烦胸腹满也。经言：耳者宗脉之所聚也。除大热烦满及耳聋者，引痹去而脉道通也。

凝水石

凝水石者，寒水石也。经言：太阳之上①，寒水治之②。石

---

①上：原作"土"，据《素问·天元纪大论》"太阳之上，寒气主之"改。

②寒水治之：《素问·五常政大论》："太阳司天，寒气下临，心气上从，而火且明。"《素问·阴阳应象大论》："寒生水。"足太阳膀胱经属寒水，手太阳小肠经属君火，手从足化，以寒水为主，故太阳之上，统称寒水治之。

重辛走而寒胜热也。经言：巨阳者诸阳之属也，故为诸阳主气也。经言：阳因而上，卫外者也。身热者，太阳主开而热灼外也。经言：别回肠而渗入膀胱以成下焦。膀胱者，胞之室也。腹中积聚邪气者，血溢沫搏，气化不通而热结也。经言：邪害空窍。皮中如火烧者，热盛于太阳表也。烦者，太阳内合君火也。经言：胸气有街，腹气有街。满者，太阳之气外行也。水饮之者，助寒水气也。久服不饥者，热则消谷也。一名白水石，肺与太阳同主表也。

阳起石

阳起石者，石重镇而起阳也。咸走血而微温养也。经言：冲脉、任脉皆起于胞中。崩中者，胞内崩也。漏下者，阳不统血而胞漏也。经言：天寒日阴则人血凝泣。破子脏中血癥瘕结气者，石固阳而寒瘀去也。经言：风成为寒热，邪入血也。腹痛者，心气不下通而血海寒也。无子者，肾气衰也。经言：阳明主润宗筋。阳明虚则宗筋纵，足阳明脉是主血所生病。阴痿不起者，阳气乏也。补不足者，重以温聚乎其阳也。

理　石

经言：三焦主腠理。石质重而治肌理也。甘调而寒胜热也。身热者，邪灼乎腠理肌表也。利胃者，三焦并乎胃上中下脘而水谷气行也。经言：膻中为气之海。解烦者，胸中热去而君火安也。经言：肾藏精。益精者，邪却而肾阴充也。经言：热伤气。明目者，热除而精阳气通也。破积聚者，石走下而解血沫结也。经言：胃中有热则虫动涎下。去三虫者，胃热祛而石镇风也。一名立制石，肺治节行而通调水道也。

长　石

阳明胃者，十二经之长也。石，刚土，而长言乎其功用大也。辛通苦泄而寒镇热也。经言：阳明主肌。身热者，肌表灼也。经言：脏腑各因其经而受气于阳明。胃中结气者，热结而水谷之精不布也。经言：四肢皆禀气于胃。四肢寒厥者，热闭胃而脾约不行气于四末也。内热极而外反寒也。利小便者，石质重而下通结也。足阳明脉是主血所生病。通血脉者，结去而胃气行乎诸经也。经言：诸脉皆属于目。明目者，宗脉通也。翳眇，内结而热上蔽也。去翳眇者，结解也。经言：胃热则虫动。下三虫者，石下坠也。蛊毒言乎其结物也。杀蛊毒者，刚克柔也。久服不饥，热则消谷也。一名方石，镇中土以灌溉四旁也。

石 胆

经言：厥阴中见少阳。石刚土，而胆聚乎阴精也。酸入肝，辛走气，而寒胜热也。有毒，言乎其功用大也。经言：肝受血而能视。明目者，肝热去也。经言：热伤气，气伤痛。目痛者，热结也。包络，手厥阴也。经言：诸邪之在于心者，皆在于心之包络。金疮，亡血甚而膻中动热也。诸痫，风热挟痰而发乎宫城间也。经言：阳气柔则养筋，足太阳脉主筋所生病。痉言乎经筋灼强也。女子阴蚀痛，热伤阴也。石淋，柔化结也。经言：风成为寒热。石，镇风也。经言：肝藏血。崩中下血，热灼胞也。明目目痛金疮诸痫痉，热上行也。女子阴蚀痛、石淋寒热、崩中下血，热下炽也。诸邪毒气，邪言乎外入也，毒，言乎内蕴也。令人有子，血病去也。胆汁凝也。不老者，血足也。吴本能化铁为铜成金银者，石胆土精而化乎其子粗质也。一名黑石，以少阳属肾而名之也。

白 青

白青，以其色淡名之也。甘酸咸涌吐而平不偏也。经言：诸脉皆属于目，心主脉，肝开窍于目。明目者，治阴逆而精阳气通也。经言：天地之间，其气九州九窍皆通于天气。经言：九窍不利，肠胃之所生也。经言：清阳出上窍，浊阴出下窍。利九窍者，风痰祛而阴阳气通也。经言：耳者宗脉之所聚也。耳聋者，宗脉闭也。心下邪气，风挟痰以聚乎胸中也。令人吐者，上焦宣发也。经所谓其高者因而越之也。杀诸毒三虫，珍结邪而胜风也。吐取上而杀取下也。久服，经所谓久而增气也。经言：心者君主之官，神明出焉。通神明者，包络代君行令也。轻身者，正气行也。

扁 青

扁青，以其形扁名之也。甘调而平不峻也。经曰：气伤痛。先言目痛而后言明目者，疗乎脏气伤而宗脉通也。折跌，恶血留于内也。经言：热甚则肿。痛肿，血热灼于外也。金疮不瘳，亡血甚而气不荣也。破积聚，去其实也。解毒气，复其正也。经言：肾藏精，心藏神。利精神，通心肾也。久服轻身不老，邪去而血气利也。

肤 青

青，生气也，肤以其浅者言之也。吴本辛通气而平不峻也。《春秋传》曰：惑以丧志。经言：肾病少腹烦冤而痛，出白名曰蛊，毒言其害乎生气也。恶疮，毒蕴也。《别录》不可久服，令人痿，言其久则陷脉也。

干 姜

姜，璇精而斗运中央也。姜以言乎彊也。干，以言乎纯阳也。辛通气而温养阳也。胸阳位而满乎阴邪窒也。经言：肺主咳，肺苦气上逆。经言：聚于胃，关于肺。咳逆上气者，上焦阳微而寒邪干肺也。中，言乎胃中也。温中，宣中焦阳也。经言：中焦出气如露，变化而赤为血。血和则孙络先满溢，乃注于络脉皆盈，乃注于经脉皆盈。止血者，血随乎阳气运也。经言：阳明主肌，三焦主腠理。出汗逐风湿痹者，开肌腠也。经言：胃实则肠虚，肠实则胃虚。肠澼，寒实也。下利，寒泄也。下焦，治胃下脘而阳气通也。生者尤良，生阳足也。经所谓少火生气也。生姜微温，温以和也。久服，以养胃中和气也。去臭气，清道利也。通神明，胸阳开也。

菓耳实

菓耳者，苍耳也。实者，实也。甘缓而温散也。有小毒，言乎其功用也。经言：首风头痛，头痛不可以出。风头寒痛者，寒则气不通而风乃痛也。经言：寒气胜者为痛痹。风湿周痹四肢拘挛痛者，寒痹甚也。恶肉死肌，痹在肌也。经言：膝者筋之府。膝痛，痹在筋也。经言：宗气贯心脉而行呼吸，肺主气，心主脉。久服益气者，脉道通而宗气利也。

葛　根

葛，蔓引而根入地也。甘调辛通而平不峻也。经言：胃为水谷之海。消渴者，热闭胃脘也。经言：阳明主肌。身大热者，热盛肌表也。上焦宣发并胃上脘。胸气有街。胸者，背之府，太阳为开，阳明为阖。呕吐者，热郁胸中也。经言：膀胱者津液藏焉，太阳为诸阳主气。诸痹者，邪外闭也。经言：未出地者命曰阴处，名曰阴中之阴，则出地者命曰阴中之阳。起阴气者，引阳明、太阳之根也。毒，言乎其害正也。解诸毒者，起清阳也。葛谷，甘缓而平调也。经言：清气在下，则生飧泄。主下利十岁以上者，引清气以起稚阳也。太阳起于至阴，阳明起于厉兑①，皆自下起也。

栝楼根

栝，蔓生而楼上出也，根深入而阴精凝也。苦泄而寒，治热也。经言：上焦宣发，若雾露之灌溉，熏肤泽毛，并太阴之经而行。消渴者，上焦热灼也。经言：肺主身之皮毛。身热者，表热盛也。心脉上肺。烦者，火灼金也。大气积于胸中。满者，热闭气也。大热者，津液枯也。经言：邪害空窍。补虚者，填也。黄芪补虚以气，栝蒌根补虚以润也。经言：天气下为雨，阳明之上，燥气治之。安中者，膏泽降而平阳明燥也。经言：肺朝百脉，输精于皮毛，肺行荣卫之气。续绝伤者，荣卫调也。一名地楼，根下入土而上乃楼也。

苦　参

味苦而参以功称也。苦泄而寒胜热也。经言：心主血，冲任循腹右上行。心腹结气者，热气结也。癥瘕者，胞血痹也。积聚者，血沫搏也。经言：瘅成为消中。黄瘅②者，热瘀胃也。《伤寒论》所谓瘀热在里，身必发黄也。经言：膀胱为胞之室。溺有余沥者，热滞胞中而连膀胱也。经言：膀胱者津液藏焉，气化则能出。逐水者，泄热而气化通也。经言：热盛则肿。除痈肿者，去血热也。经言：心生血，血生脾。《伤寒论》曰：其脾为约。补中者，脾气充也。经言：诸脉皆属于目，肝开窍于目，肝主泪。明目止泪者，热祛也。一名苦蘵，以苦蘵也。一

---

①厉兑：原作"兑厉"，据《灵枢·根结》"足阳明根于厉兑"改。
②黄瘅：姜辑《本经》作"黄疸"。

名水槐，以形似也。

柴　胡

茈草，老则柴而胡以老名也。苦开而平不峻也。心腹肠胃言乎三焦部位也。经言：心主血，冲任循腹右上行，三焦并乎胃上中下脘，而下焦别回肠也。经言：少阴为枢，少阳为枢。主心腹肠胃结气者，开乎三焦结而枢转也。饮食者，肠胃结也。积聚者，血沫结也。《伤寒论》曰：往来寒热。寒热邪气者，枢机废也。推陈致新者，心腹结去而新血生，肠胃结去而水谷气行也。久服轻身，枢结解也。明目，宗脉通也。益精，经所谓少阳属肾也。一名地熏，从中土以熏腠理也。此三焦药而手足同经，柴胡香上达留鹤而胆气升，经言：十一脏皆取决于胆，枢以转乎内外也。

柴胡，转枢药也，非少阳胆药也。心腹肠胃气何以结，枢不转也。枢折气结，故饮食留宿，血沫不运行而积聚，且阳并则热，阴并则寒，故为往来寒热。邪气夫炎上作苦，苦从火化，柴胡气平味苦且质轻，所谓少火生气也。夫气生则枢转而陈去新生，故曰推陈。仲师是古今第一善读《本经》人，以少阳主枢，故用诸少阳。经曰：少火生气。故柴胡苦平而主结气。

芎　䓖

营䓖者，芎䓖也，上穷巅而下入子宫也。辛动血而温散也。经言：邪入于脑则脑转，督脉连脑户，厥阴与督脉会于巅，太阳脉连风府。中风者，寒风也。主中风入脑头痛者，辛循脉而深入也。经言：寒气胜者为痛痹。寒痹者，经所谓辛以散之也。

经言：筋挛骨痛，寒气之肿，八风①之变。经言：阳气柔则养筋。筋挛缓急者，肝主筋，主风而寒乃挛也。金疮，亡血甚也。妇人血闭无子，胞脉闭也。手厥阴主脉所生病，经曰：寒则血凝泣也。

当归

经曰：凡人卧，血归于肝。当归者，得所归也。苦入血而温通也。经言：肺朝百脉。咳逆上气者，虚寒则厥气上逆也。经言：先伤于风而后伤于寒者，为温疟。风成为寒热。温疟寒热洗洗在皮肤中者，邪在肌表腠理而孙络虚也。漏下，瘀不尽也。绝子，寒不化也。经言：任脉通，太冲脉盛，月事以时下，故有子。妇人漏下绝子者，血海虚也。诸恶疮疡金疮者，肝与包络同经，而心主代君行令也。煮汁饮之者，中焦取汁也。一名干归，干以备用也。

麻黄

麻黄者，开皮毛而汗自中也。味苦泄也，气温散也。经曰：太阳为开，泄散相合则能开也。《金匮》中风小续命汤。风连内而排而外之也。经言：饮酒中风则为漏风，新沐中风则为首风。仲师曰：无汗者名曰伤寒。经言：太阳为诸阳主气，其脉连风府。中风伤寒头痛者，太阳之气上行也。经言：三焦中渎之府也，属膀胱经。言膀胱津液藏焉。温疟发表出汗者，腠理开而气化出也。三品药惟麻黄言发表出汗，苦不伤液而温通也。经言：人之伤于寒也，则为热病。去邪热气者，开表也。经言：肺主咳。止咳逆上气者，肺与太阳同主开也。经言：风成为寒

①八风：原作"人风"，据《素问·脉要精微论》"此寒气之肿，八风之变也"改。

热。除寒热者，解外也。经言：膀胱者，胞之室，下焦别回肠而渗入膀胱。破癥坚积聚者，阳气开而血沫解也。一名龙沙，龙变化云雨而沙衍水也。

通 草

通草者，通气之草也，今木通也。辛通而平不峻也。经言：脾与胃以膜相连，风成为寒热。经言：脾者土也，常着胃土之精，生万物而法天地，故上下至头足。除脾胃寒热者，通滞而湿燥行也。经言：九窍为水注之气。经言：太阴行气于三阴，阳明行气于三阳。经言：若罗纹之血皆取诸脾大络脉，足阳明脉主血所生病。经言：四肢皆禀于胃，必因于脾。经言：食气入胃，浊气归心，淫精于脉，散精于肝，淫精于筋，心主血主脉，诸筋皆属于节。通利九窍血脉关节者，水谷之精气四达也。经言：荣卫留于下，久之不以时上，故善忘。令人不忘者，上下气通也。恶虫物内着也。去恶虫者，通去着也。一名附支，以形与功用名之也。

芍 药

勺，所以斟水斟酒也，勺者，酌也。芍药，酌去疾也。苦破而平不峻也。经言：腹为阴，脾藏荣，脾为阴中之至阴。邪气腹痛者，邪入阴而太阴不输也。经言：病在阴者，名曰痹。卧出而风吹之，血凝于肤者为痹。除血痹者，脾主肌而荣气利也。坚积，血沫痼也。经言：风成为寒热，邪连肌表也。经言：任脉为病，男子七疝，女子瘕聚。疝瘕，内着胞中也。破坚积寒热疝瘕者，足太阴脉入腹，注心中，苦破结而外痹内瘀祛也。止痛者，血气通也。经言：三焦中渎之府，属膀胱，膀胱为胞之室，脾为胃行其津液。利小便者，血瘀去而不阻乎气化行也。

经言：宗气贯心脉而行呼吸，肺主气，心主脉，肺朝百脉。益气者，脉道利而宗气通也。

蠡 实

蠡实，以言乎利也。甘以缓利而平不峻也。经言：皮为肺之合，肌为脾之合，因于露风乃生寒热。皮肤寒热者，表邪实也。经言：风气与阳明入胃，不得外泄则为热中。胃中热气者，腑邪实也。经言：风寒湿三气杂至为痹。风寒湿痹者，脏各有合，久而不去舍于其合也。经曰：皮肤为阳，筋骨为阴。坚筋骨者，痹去而不得内陷也。经言：谷入于胃。令人嗜食者，热去而胃喜纳谷也。久服轻身者，邪去也。实，气实也。花叶，气化也。经言：胃中有热则虫动。去白虫者，利胃热也。

瞿 麦

瞿，旁生，而麦治乎心主血也。苦破降而寒胜热也。经言：寸口人迎大四倍以上为关格，反四时阴阳不相应名关格，肺苦气上逆，急食苦以降之。主关格者，肺治节不能下输膀胱，而脉气不调于气口也。经曰：膀胱不利为癃，胞移热于膀胱则癃，溺血。膀胱者，胞之室。三阳结谓之膈。诸癃结者，巨阳为诸阳主气也。经言：气化则能出。小便不通者，气不化也。经言：三焦膀胱者腠理毫毛其应，三焦孤之腑属膀胱，太阳为开。出刺者，开表也。经言：血凝泣不通则卫气归之故痈肿。决痈肿者，破结血也。经言：诸脉者皆属于目。明目者，巨阳开而血畅行也。经言：精阳气上走于目而为睛。去翳者，热结破而阳通也。经言：肾气盛，月事以时，故有子，胞之脉系肾。破胎者，破血力巨也。下闭血者，膀胱阳通而闭自去也。一名巨句麦，以巨阳功用名之也。

经曰：气归于权衡，气口成寸，肺朝百脉。此肺气闭，故关格。《伤寒论》曰：寸口脉浮而大，浮为虚，大为实，在尺为关，在寸为格，关则不得小便，格则吐逆。诸癃者，天水交也。出刺者，太阴主开也。决①痈肿，去皮水也，亦开也。经曰：窠气之精为白眼，故明目。经曰：气上迫肺心，气不得下通，胞脉闭，故月事不来。故主破胎堕子，下闭血也。肺宜食苦，麦其一也。

玄 参

玄，水色，而参蔓也。苦破而微寒胜热也。经言：肠胃络伤，血溢汁沫迫聚，日以成积。或孙络、或络脉、或经脉、或输脉、或伏冲之脉、或脊筋、或募原、或缓筋，故曰腹中也。腹中寒热积聚者，经言：内外三部之所生病也，皆在血海也，苦去瘀也。经言：冲与少阴肾下行，为十二经之海。产乳，亡血甚也。女人产乳余疾，乘血虚而邪久留也。经曰：肾欲坚，急食苦以坚之。补肾气者，苦坚肾而微寒养少阴之气也。令人明目者，血积去而宗脉通也。一名重台，象其物也。

经曰：尺外候肾，尺里候腹。故曰腹中肾与胞也。胞之脉络肾少阴，故主产乳余疾。肾主水，补者苦寒胜热也。经所谓壮火食气也。

芄

芄，以根纹纠也。苦破泄而平不峻也。经言：胃病风成为寒热，清邪中上，浊邪中下。寒热邪气者，风气与阳明入胃而病也。经言：寒气胜为痛痹，湿气胜为着痹。皮肤为阳，筋骨为阴。阴阳俱病名风痹。阳明主四肢。寒湿风痹肢节痛者，阳明之痛痹着在皮肤筋骨也。经言：三焦水道出焉。下水者，三焦并胃上、中、下脘而苦行决渎也。利小便者，小肠为心之使，

①决：原漫漶不清，据清刻本补。

而膀胱气化则出也。苦以泄也。

百合

百合，根以众合而主百合病也。甘平中和，养也。经曰：肺主皮毛，肺为天气，邪气之中人也高，故肺先受邪也。经曰：肺朝百脉，尺里以候腹。腹者，血海也。邪气腹胀者，邪在外自络入经而热伤地气则胀也。经言：诸血皆属于心，宗气贯心脉而行呼吸。心痛者，肺上迫而心气不得通也。经言：大肠为肺之使，肺者治节之官，通调水道，下输膀胱。利大小便者，肺气下润也。经言：甘生脾，脾生肉，肉生肺，思伤脾，脾藏荣，荣舍意。补中者，经所谓脾欲甘，脾在味为甘也，荣旺而脾气运也。经言：肺主气，大气抟而不散结于胸中名曰气海。益气者，助肺宗气也。

腹胀，热伤也，天气不降也。心痛，心脉从心系上腩也。肺气闭，故心气不能上通于天也，热郁也。利大小便，解见紫参。补中，益液也。益气，肺主气，热伤气。

知母

经曰：肾藏智。知母者，肾母肺也。苦清肺而寒胜热也。经曰：天气下为雨。消渴者，热灼肺上焦而津液涸也。经言：阳明胃为水谷之海。热中者，胃中焦热而谷精灼也。经言：邪气之中人也高。除邪气者，肺气清也。经言：阳明主四肢，主肌，肺主皮毛。热甚则肿。肢体浮肿者，肢先肿而热及体也。经言：肾上连肺，三焦者水道出焉。下水者，胃燥平则治节行而决渎有权也。经言：五脏六腑皆以受气。补不足者，肺胃清而谷精充也。经言：热伤气，肺主气。益气者，助肺及气海也，上焦开发若雾露也。

经曰：肺者相傅之官，治节出焉，故主消渴。益气，经曰：天气下为雨，

故主热中。肢体浮肿，皮水也，皮乃肺合也，此乃伤肺而治节不行也。○肺
为太阴，苦燥恶水而主降，肺燥则不降，不降则水积，于是邪气壅而正气愈
虚。夫肺主皮毛，水壅则循百脉而外行腠理，故浮肿。内不通调水道，故消
渴。热中，知母苦以降。太阴寒，以安太阴。所以莫天气也，故最重益气
二字。

贝　母

　　贝属金而肺母乎。膀胱，水也。辛入肺而平不峻也。经言：
伤寒一日，太阳受之。伤寒者，肺主皮毛而与膀胱同主表也。
经言：肺者心之盖也。肺恶寒，寒盛则为热。烦热者，肺气闭
则心气不得外通也。经言：小肠为心之使，肾上连肺，膀胱为
肾之使。淋沥者，肺治节不行而五淋则溺有余沥也。经言：邪
中阴则溜于腑。邪气者，表邪也。经言：任脉为病，男子七疝，
女人瘕聚。疝瘕者，心主血，任脉上会厌，肺迫则心阳不下通，
肺不输精于百脉也。经言：天气通于肺，肺主气。喉咙者，气
之所以上下也。咽喉者，水谷之道也。喉痹者，肺不通也。经
言：阳明胃脉下乳内廉则两乳也。经言：乳子病热，则产乳也。
《本经》滑石、泽泻、贝母皆主乳难。膀胱为胞之室，巨阳气化
不开则胞气闭而不出也。经言：金气入通于肺，肺朝百脉。金
疮者，亡血甚也。表气行而疮口自敛也。经言：太阳为诸阳主
气。又曰：风气通于肝。风痉者，辛胜风，金胜木，肺气行于
表而太阳自化也。

　　伤寒烦热，太阳液涸也。经曰：天气下为雨，又曰：上输于肺，通调水
道，下输膀胱，故主烦热与淋沥也。经曰：喉主天气。任脉至咽喉，病七疝
瘕聚，故主疝瘕喉痹。气不行则为热，故曰乳难金疮风痉。

白　芷

　　经曰：阳明之上，燥金治之。白，金臣怡，而臣香燥也。

辛温以胜风也。经曰：天有阴阳，人有夫妻，女人以言乎阴也。《千金方》有漏胞方，治漏，漏胎也。下，下血也。赤白，血病也。经曰：足阳明脉主血所生病，冲督带皆会于宗筋而阳明为之长。阴肿者，风凑乎会阴也。女人漏下赤白阴肿，风灼血也。经曰：风气与阳明入胃，又曰风成为寒热。寒热者，胃病也。阳明脉起鼻，循发际，旁约太阳脉。头风侵目者，风上行也。泪出者，液道开也。经言：阳明主肌。长肌肤者，风不消也。经言：胃为水谷之海，阳明脉上于面。润泽颜色可作面脂者，风不涸液而胃气发舒也。一名芳香，辛通也。

经曰：足阳明胃之脉是主血所生病者，故主漏下血闭阴肿，解见蛇床，湿也，寒热亦湿也。阳明脉上头交颏中，故主头风侵目，阳明主肌而脉行于面，风湿去，故润泽。此药辛胜风，温散湿也。

淫羊藿

叶似豆曰藿，无度曰淫。《易》曰：兑为羊。经曰：阳明之上燥金主之。辛通而金寒也。经曰：前阴者宗筋之所聚，阳明太阴之所合也。阳明主润宗筋，冲脉与阳明合于宗筋。阴阳总宗筋之会，会于气街，而阳明为之长，皆属于带脉而络于督脉，故阳明虚则宗筋纵。主阴痿者，助阳明燥金而通润乎宗筋也。经言：士人有伤于阴，阴绝而不起①。绝伤者，经所谓食气入胃，浊气归肝，淫精于筋也。茎中痛者，阴气绝而伤甚也。经曰：入房太甚，宗筋纵弛发为筋痿及为白淫。利小便者，膀胱为肾之使，足太阳主筋所生病，而肝脉络阴器也。经言：宗气下走于气街，肾主骨。益气力者，下气足也。经曰：精生于谷，精舍志。强志者，精气充也。一名刚前，其功能也。

①阴绝而不起：《灵枢·五音五味》作"阴气绝而不起"。

羊，心畜，督，贯心，故名。辛寒者，督阳虚而移热于宗筋，故阴痿绝伤也。督循茎下至篡，故茎痛。督为病在女子癃遗溺，故利小便。督合少阴，故强志，肾藏志也。○经曰：足厥阴之筋结于阴器，络诸筋，伤于热则挺纵不收，治在行水，清阴气，故曰：阴痿利小便也。经曰：足厥阴之别名蠡沟，结于茎，故茎中痛。足少阴之筋亦结于阴器，故强志，肾藏志也。经曰：阳气者柔则养筋。此阳虚而热伤筋也。

黄 芩

黄芩，以色名也。芩者，黑而黄，治乎上中下脘也。苦泄而平不偏也。经曰：三焦主腠理。《金匮》言腠者三焦会通元真之处，理者皮肤脏腑之纹理。经言：上焦并胃上口，贯膈而布胸中，中焦并胃中脘，下焦居胃下口。主诸热者，热盛乎诸部位也。经曰：大气结于胸中而膻中为气之海也。经曰：瘅成为消中。黄瘅①者，仲景谓一身面目尽黄也。肠澼者，《伤寒论》之里急后重也。泄利者，经之暴注下迫也，皆下焦热也。经曰：三焦者水道出焉。逐水者，热结则决渎不行而苦以泄之也。经言：冲脉为十二经之海，上出于颃颡，下合足少阴，至胸中而散。下血闭者，壮火食气而胞血结也。恶疮者，血热炽而疽毒甚也。蚀，热煽风也。即《金匮》狐惑症之蚀喉、蚀肛也。经曰：君火以明，相火以位，火者，包络代君行令而脉历络乎三焦也。经曰：风气与太阳俱入，行诸俞脉，散于分肉，与卫气相干，故肌肉膹䐃而有疡。疡者，巨阳为诸阳主气，而与三焦同主表也。一名腐肠，象中空也，或亦谓小肠受盛之官，大肠传道之官，其泄燥热太甚欤。

石龙芮

生石上而子芮芮也。苦泄而平不峻也。经言：风寒湿三气

---

①黄瘅：姜辑《本经》作"黄疸"。

杂至合而为痹。主风寒湿痹者，苦以泄乎其外也。经曰：邪气者虚风之贼伤人也，其中人也深，不能自去也。经言：心主血，腹为阴。心腹邪气者，自孙络别络而入血海也。经言：机关之室，真气之所过，血络之所游也。经言：节之交三百六十五会，神气之所游行出入也。利关节者，泄痹气也。经言：血并于上，气并于下则心烦惋。止烦满者，泄胞中邪也。胞受邪而心气不得下通，故烦且腹满也。久服，以其平也。轻身者，痹去也。经言：肝受血而能视。明目者，血邪祛也。不老者，毛发黑也。一名地椹，似桑椹也。

茅 根

茅，似矛锐而根通脉也。甘渗湿而寒治热也。经曰：五劳所伤，久视伤血，久卧伤气，久坐伤肉，久立伤骨，久行伤筋。主劳伤虚羸者，湿热乘乎心脾肺，虚也。经言：心主血，血生脾，脾生肉，肉生肺，大气结于胸中命曰气海，宗气贯心脉而行呼吸。补中者，心恶热，脾恶湿，血中湿热去而心生脾，故脾太阴充也。益气者，膻中为气之海，肺朝百脉而肺统气也。经言：诸血皆属于心，脾藏荣，肺行荣卫之气。除瘀血血闭者，湿热入于血海则心气不得下通，而脾不输精，肺失治节，故瘀闭也。经言：膀胱为胞之室，巨阳为诸阳主气。寒热者，血病则太阳不能主开也。经言：小肠为心之使，膀胱为肾之使，胞之脉系于肾，属心而络胞中，膀胱气化则能出。利小便者，胞湿热去则气自通也。吴本其苗主下水苗者，生阳则其化速也。一名茹根，言其汇也。一名兰根，取其香也。

紫 菀

根色紫而柔菀也。经曰：肺苦气上逆，急食苦以降之。又曰肺恶寒。苦降而温乃行也。经曰：皮毛者肺之合也，皮毛先受邪气以从合，其寒饮食入胃，从胃脉上肺则肺寒，寒则外内合邪，因而客之，则为咳。主咳逆上气者，降天气也。经言：肺主气，上焦脉布胸中，宣发水谷是谓气。胸中寒热结气者，肺治节不行则寒气、热气结于胸中矣。蛊，虫内损也。《左传》血虫为蛊，女惑男谓之蛊。经言：脾风传肾，少腹烦冤热而痛出白，一曰蛊。经曰：肺藏魄，金气入通于肺。去蛊毒者，气降金杀而大肠传道也。痿，足弱也。躄，足废也。经曰：天气下为雨，天气通于肺，肺津液降而下气行也。经曰：诸气皆属于肺，肺者脏之长。安五脏者，气下布也。

本经经释

七二

紫菀，降肺故主咳逆。经曰：右外以候肺，内以候胸中。又曰：大气积胸中，上出于肺，司呼吸以肺统宗气，而胸中为天气所降之道也。肺不降则寒热结在胸矣。经曰：五脏因肺热叶焦发为痿躄，故主之以苦，泻肺而温散结也。

紫 草

紫草，以色名而紫入血也。苦破血而寒治热也。经曰：诸血皆属于心，冲任皆起胞中。主心腹邪气者，虚风深入血海而热甚也。李本五疸，吴本五瘅，皆热中也。经言：足阳明主血所生病，脾藏荣，疸瘅则脾不能为胃行其津液也。五瘅，即热黄、酒黄、急黄、谷黄、劳黄也。经言：心主血，血生脾。补中者，热去血行则火能生土也。经言：肺主气，肺朝百脉，宗气贯心脉而行呼吸。益气者，诸脉通而热不伤气也。经言：九窍为水注之气，九窍不利肠胃之所生也。利九窍者，血不结乎燥热而气四布也。

茜 根

经曰：阳明主血所生病，阳明之上，燥金治之。茜草，入血而治乎阳明也。苦破血而寒治热也。经曰：膀胱为胞之室。太阳之上，寒气治之。寒伤荣，凡罗纹之血皆取脾大络脉。脾藏荣，太阴之上，湿气治。主寒湿者，寒湿在皮肤而诸络受邪也。经曰：卧出而风吹之，血凝于肤者为痹。经曰：皮肤为阳，筋骨为阴，阴阳俱病曰风痹。寒湿风痹者，先伤寒湿而后病风痹，风为阳邪而血蓄热也。《伤寒论》曰：瘀热在里，身必发黄。黄瘅①者，病循脉入阳明而胃中热也。经曰：食气入胃，浊气归心，淫精于脉，诸血皆属于心。补中者，热去血行而心生脾也。

先伤于寒湿，后伤于风，故曰寒湿风痹。风为热邪，阳明本燥，太阴本湿，太阴之开湿也。痹于阳明之阖热也，故病黄疸。此药苦除湿而寒胜热，故补中。

败 酱

根似乎陈败豆酱气也。苦破血而平排脓也。经言：腠理开，贼风邪气其入深，其内极，其病也暴。经曰：少阴之上，热气治之。主暴热者，邪热盛而内热合也。经曰：诸疮痛痒皆属于心，心主血。火疮赤气者，病君火而外见赤也。疥瘙，热发外络也。疽，热凝血也。痔，热迫下也。马鞍，其部分也，其病情也，热灼阴也。经言：冲脉与少阴下行。马鞍热气者，热流阴股也。经言：小肠为心之使，魄门为五脏使，督脉贯心。鹿，养督，而督总一身之阳。一名鹿肠，言乎其血病热也。

白鲜皮

鲜，言乎白羊膻气而用皮也。苦泄湿而寒治热也。经曰：身半以上者风中之，身半以下者湿中之，中于面则下阳明。主

①黄瘅：姜辑《本经》作"黄疸"。

头风者，阳明之脉上行头面也。黄瘅①者，风气循阳明入胃，胃中热，则脾不能为胃行其津液而湿瘀也。经言：肺主咳。咳逆者，风热循胃脉上肺而熏肺也。经言：下焦并胃下口，别回肠，而渗入膀胱。经言：前阴者宗筋所聚，阳明、太阴之所合也。淋沥者，热郁湿于膀胱而淋有余沥也。经言：膀胱为胞之室，冲督任会于宗筋。妇人入击庭孔。女子阴中肿痛者，风热合湿而下流也。经曰：太阴之上，湿气治之，筋骨为阴。病在阴者，名曰痹。血凝于肤为痹，湿胜为着痹，脾主肌。湿痹死肌者，湿流关节而着于脾所合者肌也。经言：屈伸不能，筋将惫矣。不能久立行则振掉，骨将惫矣。不可屈伸起止行步者，湿蓄热于筋骨间也。

酸　浆

酸浆，盖以气名也。苦降而寒泄也。经曰：少阴之上，热气治之。心恶热，苦先入心。主热者，泻君火也。烦者，心烦也。满者，胸腹满也。胸为心主之宫城，腹为血海，热灼则心气不能外通也。经曰：肾藏志。定志者，火安则不下灼水精也。经曰：肺主气，宗气贯心脉而行呼吸，热伤气。益气者，经所谓壮火之气衰也。经曰：三焦者水道出焉，相火以位。利水道者，热去则决渎有权也。一名醋浆，味酸也。吴本产难吞其实立产，入子宫而下气急也。苦破结而寒利滞也。

紫　参

紫参，以色名而紫入血也。苦破且降而寒泻热也。经言：诸血皆属于心，尺里以候腹。经言：虚邪之风与身形两虚，乃

---

①黄瘅：姜辑《本经》作"黄疸"。

客其形。主心腹积聚寒热邪气者，邪自外入内，而留于血脉也。经言：心开窍于耳，肝开窍于目，肺开窍于鼻，脾开窍于口，肾开窍于二阴，冲脉为十二经之海，上出颃颡，下循气街。宗脉入耳目，宗气上走息道，下行气街。通九窍者，热盛则血结而九窍闭塞也。经言：肺朝百脉，太阳为肺之使。利大小便者，下气急而脉通也。一名牡蒙，心为牡脏而蒙乃窒也。

《金匮》曰：下利，肺痛，紫参汤。而此曰心腹积聚何也？经言：心主血，冲脉为十二经之海，肺朝百脉，行荣卫阴阳之气，中焦取汁，上注于肺，脉化而为血，肺气从太阴而行之。盖心脉从心系上肺，冲脉散胸中，故肺痛。故此不曰寒热积聚而曰心腹积聚寒热邪气，因积聚而后有寒热，以皮毛乃肺之合也。此心热移肺之血分叶也。肺主气，清气出上窍，浊气出下窍，故曰通九窍。肺与大肠相表里，通调水道，下输膀胱，故利大小便。

藁本

本，言乎根似禾藁也。辛胜风而温祛寒也。疝瘕，血分也。阴中，部位也。寒肿痛，病情也。言妇人、言疝瘕、言阴中、言寒肿痛。极阴也。经言：任病疝瘕，冲督任会于宗筋。女子入击庭孔，而阳明为长，阳明脉主血所生病，膀胱为胞之室，肝脉络阴器，阴之绝阳名曰厥阴。主妇人疝瘕阴中寒肿痛者，通血寒之结于下也。经曰：腹为阴，尺里以候腹。腹中急者，内寒甚也。经言：肝主风，风邪中上，厥阴与督脉会于巅。太阳脉上头顶，阳明脉行头面。除风头痛者，风祛而诸阳通也。经言：阳明主肌。长肌肤者，胃气充也。经言：风中于面则下阳明。悦颜色者，阳明和也。一名鬼卿，一名鬼新，鬼，言乎阴物也，卿，言乎位上也，新，言乎去旧也。

风入任脉为疝瘕，冲任起胞中，连过阴器之肝脉为阴痛。风入冲脉，连抵小腹之肝脉为腹急。风循肝脉至巅为头痛。经曰：任脉、冲脉血气盛则充肤热肉。

狗 脊

狗者守而脊形似也。苦泄而平不峻也。经曰：腰以上为天，腰以下为地，风邪中上，湿邪中下，五脏六腑之腧皆在背。经曰：诸痉强直皆属于湿。主腰背强者，风挟湿以病足太阳也。经曰：因于湿，大筋緛短为拘，小筋弛长为痿。关机缓急者，风与湿自经而病骨节间也。经曰：周痹在血脉之中，随脉以上，随脉以下，不能左右各当其所，风寒湿客于外分肉，此内不在脏而外未发于皮，真气不能周，故曰周痹。周痹者，沫得寒则聚，排分肉则痛，热则解也。经曰：寒胜者为痛痹，膝者筋之府。寒湿膝痛者，病聚下也。经曰：老人之血气虚，肌肉枯，气道涩。又曰：日西而阳气虚。颇利老人者，荣气衰少而卫气内伐也。阳虚而风及湿易以入也。一名百枝，形以像其功能也。

经曰：腰脊者身之大关节也。寒湿从太阳而入于大关节，则腰背强。经曰：机关之室，真气之所过，血络之所游，邪气之所留住。太阳主筋所生病者，故缓急。寒湿由机关而入脉，故周痹。经曰：膝者筋之府，故痛。老人者，诸阳皆虚，太阳为诸阳主气，故利。

萆 薢

萆薢者，痹尽解也。苦泄而平不峻也。经曰：腰脊者身之大关节也。寒气胜者为痛痹，诸痉强直皆属于湿。腰脊痛强者，风挟寒与湿于督，太阳虚也。骨节周痹，解见前篇。骨节风寒湿周痹者，痹随脉上下而排分肉痛也。主腰脊痛者，痹着于大关节而不去也。经言：肾主骨，诸筋皆属于节。强骨节者，痹除而真气充也。经曰：诸疮痛痒皆属于心。恶疮不瘳者，湿郁热也。热气者，言乎其外见也。

白兔藿

似豆叶曰藿而蔓生，兔食也。苦破毒而平解毒也。蛇虺，噬伤毒发外也。蛇虺涎腥，毒入内也。蜂虿猘狗，毒在外也。菜肉蛊毒，毒在中也。鬼为阴邪，风为阳邪也。疰为传尸，自表入里也。诸，众也。诸大毒不可入口者，入口即杀人也。皆消除之者，消言乎上消、中消也，除言乎外除、内除也。血言乎荣与血海也。又去血者，又能解乎血毒也。可者，仅可而未尽其功能也。末着痛上立清，以其外能定血即知其内，能安血也。毒入腹者，腹言乎在下也，口言乎在上也。煮汁饮即解者，以饮气决渎而遍解乎外内腠理也。一名白葛，其形似也，俗名奶浆藤，奶养生而浆去毒也。吁安得天下遍种此藤，而毒药不能殄杀群生也噫。

荣 实

荣旧作营，荣言乎花香艳而宣荣气也。实者，其力实而温乎肤腠分肉也。心宜酸而温养也。经言：寒邪客于经络之中，血泣不行，则卫气从之寒气化为热，热胜腐肉则为脓，脓不泻则烂筋。又曰：癖而内着，恶气乃起。足阳明主血所生病，中焦取汁，变化而赤是谓荣。诸血皆属于心，荣行脉中，卫行脉外，卫气和则分肉解利，皮肤调柔，腠理致密。经言：阳明主肉，阳气者柔则养筋。主痈疽恶疮结肉跌筋者，癖内着，而心与阳明之气不充，则肉失所濡，而筋乏所养也。经言：不亟正治，粗乃败。败疮热气者，真气乏而病气盛也。阴蚀不瘳者，热内伤而血不荣也。利关节者，经言：节之交三百六十五会，神气之所游行出入也。机关之室真气之所过，血络之所游，邪气恶血固不得留住也。一名牛棘，牛食之也。牛，土畜而棘重枣也。吴本一名墙薇，一名墙麻，墙者，阴而连蔓生也。

白 薇

白微者，薇也。经曰：阳明之上，燥金治之，正气夺为虚。

苦咸泻热而平调也。经曰：圣人之避贼风，如避矢石。又曰：
腠理开，其病也暴。暴者，猝且甚也。中者，其入深也。主暴
中风者，风中肌，循阳明以入府中也。经言：阳明主肉。身热
者，经所谓热盛于身也。经言：四肢皆禀气于胃。肢满者，胃
病则四肢不用也。忽忽不知人者，即《金匮》所谓邪入于府，
即不识人也。狂惑者，重阳则狂，而足太阴脉从胃上肢，注心
中。经言：食气入胃，浊气归心，热则侮其神明也。邪气者，
虚贼也。寒热酸疼，邪在肌表也。温疟者，风客肌腠而与卫气
并居也。洗洗发作有时者，卫气每至于风府腠理乃发，发则邪
入而病作也，此先言重病而后言轻病也。一名春草，言乎生气
通天，而胃为脏腑本，风为百病长也。

本
经
经
释

七
八

经曰：阳明主肉与四肢，故身热肢满。暴中风，肌受邪也。《金匮》曰邪
入于府，即不识人。重阳则狂惑者，胃络通心也。温疟者，肌热也。阳明与
太阳同主肌也。故此药能治肌热。

薇 衔

薇草有风不偃，无风独摇。苦祛湿而平不峻也。经曰：风
邪中上，湿邪中下。又曰血凝于肤为痹，诸筋皆属于节，节之
交三百六十五会，神气之所游行出入也。心藏神，心主脉。主
风湿痹历节痛者，风行湿着而诸节尽痛也。经曰：厥阴之上，
风气治之，太阴之上，湿气治之，痹久不去内舍于合，肝主惊，
湿郁痰，包络代君行令。惊痫吐舌悸气者，风干膻中而为惊，
痰闭胸中而为痫，心气通于舌，风上故吐舌，脾脉注心中，痰
郁故悸气也，犯太乙贵神，谓之贼风。心生血，血舍神。贼风
鼠瘘痈肿者，陷脉为瘘而热胜则肿也。鼠瘘，毒留也。痈肿，
气壅也。一名麋衔，鹿之大者为麋，阳兽也。心为阳中之太阳
也。藏器云妇人服之绝产无子，以其破血凉血甚也。

翘根

翘根者，连轺也。甘养中，寒泻热而平调也。经曰：少阴之上，热气治之，肾为阴中之太阴，肾藏精。下热气益阴精者，胃宗气贯心脉而精生于谷也。经言：身半以上为阳，身半以下为阴。经言：热伤气，壮火食气，上焦宣发是谓气。未出地者，名曰阴处。阴精所奉其人寿。下热气益阴精者，泻胃、上焦热而起阳明厉兑之阴气也。经言：阳明脉行于面，心之华在面。令人面悦好者，阳明热去而心气和也。经言：心主脉，诸脉皆属于目，阳明病颜黑目黄，阳明主血所生病。明目，宗脉清也。久服，以其平也。轻身，热去也。耐老，阴充也。

连翘

连翘者，析其子而片片相连也。苦破结而平不峻也。经曰：寒热毒气留于脉而不去，瘰疬在于颈腋，此鼠瘘之本，皆在于脏。主寒热鼠瘘瘰疬者，毒浮于脉中而为脓血也。痈肿者，血泣卫壅为痈，而热胜则肿也。恶疮者，疮属心而癖着脉也。瘿瘤者，瘿小核而瘤大赘也。经曰：心生血，心主脉，少阴之上，热气治之。结热者，结于血而脉聚热也。经言：少腹烦冤，热而痛，出白曰蛊。蛊毒者，热毒蕴于血海也。吴本一名异翘，分视之也。一名兰华，除陈也。一名轵，行也，一名三廉。

下热气，泻君火也。益阴精，交肾水也。阳明脉行于面，故口面悦好者胃液足也，且以交少阴之枢于中土也。

经曰：肺主皮，故曰寒热。经曰：肺朝百脉，陷脉为瘘，故瘘瘤诸病皆肺热之涉于百脉而为病者也。结热者，肺热伤百脉结而太阴不开也。蜀蛊，在食中自口入。粤蛊，放于外自皮毛入。故蛊毒之由孙络而干百脉者，皆取诸此，以肺故也。

水　萍

萍，浮水生也。辛胜风而寒泻热也。经言：两阳合明，故曰阳明。暴热者，阳明热盛于身也。暴，其猝甚也。经言：阳明主肉。身痒者，风胜则痒也。下水气者，胃邪清则肺治节，三焦决渎，小肠传道，膀胱气化皆有权也。经言：酒者热谷之液，其气慓悍，入胃则胃胀，气逆满于胸中，又曰先行皮肤。胜酒者，除悍热也。阳明主血所生病，须发血之余。长须发者，血充也。经言：胃为水谷之海，常留水一斗五升。病上消、中消、下消而渴皆胃热也。止消渴者，灼热祛则水精自足也。久服轻身，热去也。吴本一名水华，华，其气化也。

辛散热，寒胜热。《金匮》曰：邪气中则身痒。经曰：新饮而液渗于络，未合和于血，故热则蓄为水气。经曰：饮酒者，卫气先行皮肤，先充络脉，故胜酒以冲任先渗皮毛故也。须发血余也。经曰：夺血者无汗，故主消渴。经言：虚邪中人，行则为痒，留而不去为痹。

王　瓜

王，治乎心主而瓜乃物也。苦破血而寒泻热也。经曰：三焦决渎之官。消渴者，热灼乎上消、中消、下消也。经曰：脏皆有合，病久不去内舍于合。诸邪在心者，皆在于心之包络。消渴内痹者，邪自三焦而入心包也。经言：胞脉属心而络于胞中，心主血。瘀血者，风热入血而乃瘀也。经曰：月事以时下。月闭者，热闭而月信不通也。经言：节之交神气所游行出入，络脉之渗灌诸节者也。因于露风乃生寒热。寒热酸疼者，热邪流于骨节间也。经曰：肺朝百脉，肺主气，宗气贯心脉而行呼吸，膻中为气之海，热伤气。益气者，热去也。经言：心主脉，宗脉入耳，心开窍于耳。愈聋者，宗脉通也。经言：血生脾，脾藏荣。一名土瓜，取中土也经曰：疼酸惊骇皆属于火，则《本经》

言酸疼者皆火病也。

地　榆

叶，似榆而初生布地也。经言：苦入心，心主血。苦治血而微寒胜热也。经言：妇人以血为事。乳产，大亡血也。乳言乎养，而产言乎生也。经言：膀胱为胞之室，膀胱主筋所生病。《中藏经》曰：饥饱无度伤脾，思虑过度伤心，色欲过度伤肾，起居过常伤肝，悲愁过度伤肺，风寒暑湿伤外，饥饱劳役伤内。痓①痛七伤者，血虚热聚而气不荣脏也。经曰：尺内两旁则季胁也。带脉起于季胁，回身一周。带下五漏者，带脉陷也。痛，热结也，汗，热越也。止痛止汗，热去也。除恶肉者，苦破也。疗金疮者，苦坚也。

筋燥故痓痛者，《伤寒》新加汤之所谓身疼痛也。七伤带漏，皆以热也。止汗，亦热也。恶肉血枯，肉烁也。金疮与乳产同义。

海　藻

藻，水草而生海中也，有纹而洁如澡也。苦破咸软而寒泻热也。经曰：足阳明外合于海内属于胃，胃为水谷之海，冲为十二经之海，足阳明主血所生病。以海中所生之物治人身海中所生之病也。主瘿瘤结气者，结于脉而气不行也。散颈下硬核痛者，经所谓寒热毒气留于脉而不去也。痈肿，热遏荣也。癥瘕，邪搏血也。痈肿癥瘕坚气者，坚必软而乃破也。经言：虚邪传舍于伏冲之脉，留而不去，传舍于肠胃，贲响腹胀。经曰：诸病有声，鼓之如鼓皆属于热。腹中上下雷鸣者，气移行而凑注有声也。下十二水肿者，热结则水溢于腠分也。一名落首，经言：冲督任带皆会于宗筋而阳明为长也，取其长也。

①痓：姜辑《本经》作"痉"。

泽 兰

兰，以言乎阑而生大泽也。苦破而微温行血也。金疮者，亡血甚也。经曰：诸疮痛痒皆属于心，心主血。经曰：血脉荣卫周流不休，寒邪客于经络之中则血泣不通，卫气归之不得复反，故痈肿。寒气化为热，热胜则腐肉，肉腐则为脓。痈肿疮脓者，能破瘀也。吴本主乳妇内衄中风余疾者，瘀去也。大腹水肿、身体面目浮肿、骨节中水者，膀胱为胞之室，足阳明主血所生病，小肠为心之使，膀胱为肾之使，而三焦并乎胃上、中、下脘也。一名虎兰，兑为泽而象虎也。一名龙枣，龙运乎十二经水而枣调乎十二经气也。

经曰：心主血，诸疮痛痒皆属于心。故主疮脓破瘀也。

防 己

《易》曰：己日乃孚离，纳己。防己，一名解离，防乎己而解君火相火病也。辛通而平不颇也。经曰：君火以明，相火以位，相火代君行令。经曰：三焦主腠理，暑汗大出，腠理开发，因遇凄怆小寒[①]藏于腠理皮肤之中，秋伤于风则病成。夫寒阴气，风阳气，先伤于寒而后伤于风，故先寒后热，名寒疟。先伤于风而后伤于寒，故先热后寒，名温疟。但热不寒，名瘅疟。疟有时而休，与卫气并居，故卫气应乃作。主风寒温疟者，辛胜风乎分腠间也。经曰：少阴之上，热气治之。诸邪在心者，皆在于心之包络。夫膻中者，心主之宫城也。包络脉历络三焦，上焦并胃上脘。经曰：诸热瞀瘛，诸禁鼓栗，如丧神守，皆属于火。热气诸痫者，辛散风痰于膻中、胸中也。除邪者，逐虚

①凄怆小寒：《素问·疟论》作"凄沧之水寒"。

贼之在腠理也。经曰：三焦决渎之官，水道出焉，少阳属肾，是孤之腑也，属膀胱，别回肠而渗入膀胱，小肠为心之使。利大小便者，辛以通乎下窍也。

防己者，大开三焦之药也。辛宣三焦，平不伤气，疟即经所谓风疟、寒疟、温疟也，皆腠理病也。经曰：君火以明，相火以位，相代君行令，故主热气。少阳本火，故主诸痫。经曰：三焦者决渎之官，故主小便。经曰：成糟粕而皆下于大肠而成下焦，故主大便。

牡 丹

心为牝脏，而丹者血色也。辛胜风而寒治热也。经曰：少阴从标从本。主寒热者，干血及骨蒸之发热恶寒也。经曰：心主脉，风阳气也。中风者，《金匮》所谓络脉空虚，邪入于脏也。经言：心脉急甚为瘈疭，筋经蜷急曰瘈，而弛纵曰疭也。惊痫者，肝主惊，而包络代君行令，痰郁热于膻中也。邪气者，虚贼也。经言：诸血皆属于心。除癥坚瘀血者，风热祛而心气下通于胞中也。经言：邪舍伏冲之脉，留而不去，传舍肠胃。留舍肠胃者，血络伤也。安五脏者，心生血，脾藏荣，冲与少阴肾下行。凡人卧，血归于肝而肺朝百脉也。经言：诸疮痛痒皆属于心。疗痈疮者，散血热也。一名鼠姑，辛通肾也。一名鹿韭，鹿通督脉，而韭益肾也。

经曰：肝为牝脏，经曰：厥阴之上，风气主之。此辛胜风而寒胜热也。寒热者，虚劳之发热恶寒也。风，阳邪也。肝主筋，故瘈疭。肝藏魂，故惊。肝木风而与手心主同经，故痫。肝主血，故瘕瘀。经曰：虚邪传舍于伏冲之脉，留而不去，传舍于肠胃，故曰留舍①。肝者，将军之官，故安五脏。痈疮，包络代君行令也。

---

① 舍：原漫漶不清，据清刻本补。

款冬花

款冬者，至冬乃花也。经曰：肺恶寒，肺欲辛，诸气膹①郁，皆属于肺。辛通气而温养肺也。经曰：肺主咳，肺苦气上逆。咳逆上气者，寒迫肺而气不下也。经言：大气积于胸中。背者胸之府，肺病在背。善喘者，胸气迫也。经言：喉咙者气之所以上下也，即气喉也②。嗌则咽喉也③，乃食喉也。喉痹者，气不通也。诸惊痫者，肝④风郁痰乎⑤膻中也。经言⑥：肺主皮。寒热邪气者，虚风伤乎皮毛也。一名橐吾⑦，经⑧言天气通于肺⑨，橐龠以散气于身也。一名虎须，虎肺金而喷⑩则须张⑪也。

辛入肺而⑫温，暖肺则肺气通畅⑬而下行，故主咳喘。喉痹⑭，木⑮不乘

①膹：原作"膹"，据《素问·至真要大论》"诸气膹郁，皆属于肺"改。
②喉也：二字原漫漶不清，据清刻本补。
③也：原漫漶不清，据清刻本补。
④肝：原漫漶不清，据清刻本补。
⑤乎：原漫漶不清，据清刻本补。
⑥经言：二字原漫漶不清，据清刻本补。
⑦吾：原漫漶不清，据清刻本补。
⑧经：原漫漶不清，据清刻本补。
⑨通于肺：三字原漫漶不清，据清刻本补。
⑩肺金而喷：四字原漫漶不清，据清刻本补。
⑪张：原漫漶不清，据清刻本补。
⑫入肺而：三字原漫漶不清，据清刻本补。
⑬畅：原漫漶不清，据清刻本补。
⑭痹：原漫漶不清，据清刻本补。
⑮木：原漫漶不清，据清刻本补。

金①为微邪②。经曰：肝欲散，急食辛以散之。金克木，故主惊痫③，肺主皮④毛，故主寒热。

石 韦

韦，生石上而柔勒如⑤皮也。辛通而⑥平不峻也。经曰：肾者至阴也，至⑦阴勇而劳甚，则肾汗出逢于⑧风。主劳热邪气者⑨，身⑩劳而风热虚贼犯之也。经言：膀胱不利为癃。五癃闭不通者，热结也。经曰：小肠为心之使，三焦决渎之官，水道出焉，属膀胱，膀胱气化则能出。利小便水道者，辛能通也。一名石韀，韀即韦也。

马先蒿

马者，肺畜而皮毛先受邪也。苦泄而平调也。经曰：肺主皮，因于露⑪风乃生寒热。寒热者，表受邪也。经曰：肺藏魄。鬼疰者，太阴病而阴邪乘之也。鬼，如《素问·遗篇》所谓：白尸鬼、赤尸鬼、黄尸鬼、黑尸鬼、青尸鬼之类也。陆机以马先蒿为牡蒿，经曰：心为牡脏，心者神明出焉。心生血，血舍神，邪中络脉而神昏，故病鬼疰也。传尸曰疰，华佗《中藏经》所谓：传尸即是病也。经曰：腰以上为天，腰以下为地，天为

①金：原漫漶不清，据清刻本补。
②微邪：二字原漫漶不清，据清刻本补。
③痫：原漫漶不清，据清刻本补。
④肺主皮：三字原漫漶不清，据清刻本补。
⑤勒如：二字原漫漶不清，据清刻本补。
⑥辛通而：三字原漫漶不清，据清刻本补。
⑦至：原漫漶不清，据清刻本补。
⑧逢于：二字原漫漶不清，据清刻本补。
⑨者：原漫漶不清，据清刻本补。
⑩身：原漫漶不清，据清刻本补。
⑪露：原漫漶不清，据清刻本补。

阳，地为阴。阳受风气，阴受湿气。中风湿痹者，经所谓身半以上风中之，身半以下湿中之也。经曰：冲脉者经脉之海，与阳明合于宗筋，阴阳总宗筋之会，会于气街而阳明为长，皆属于带脉，带脉起于季胁，回身一周。女子带下病无子者，风湿入带脉，则冲不能上灌诸阳，下灌诸阴。阳明从中见，太阴之湿，经所谓阳明虚而宗筋纵弛，故不乳产也。阳明脉主血所生病。女子之睾丸在乳也。一名马矢蒿，经曰：大肠为肺之使，魄门亦为五脏使也。

积雪草

积雪草，冬不死而叶叶圆也。苦泄而寒胜热也。大热者，经所谓大热遍身也。经曰：寒气化为热，热胜则腐肉。又曰：癖而内着恶气乃起。又曰心主血。恶疮痛疽者，邪遏荣气于脉而为疮也。《金匮》曰：浸淫疮从口流向四肢者可治，从四肢流向口者不可治，黄连粉主之。经言：少阴之上，热气治之。阳明脉主血所生病，君火与胃燥合热也。经言：南方赤色入通于心。赤熛者，络热现也。经言：肺主皮，阳明主肌。皮肤赤者，表热灼也。身热，经所谓热盛于身也。

女 菀

女，阴物而柔菀也。辛入肺而温祛寒也。经曰：虚邪之中身也，洒淅动形，肺主身之皮毛。风寒洗洗者，表不和也。南镇曰霍。经言：相火以位。三焦主腠理。霍乱者，邪自皮毛腠理而直入三焦也。经曰：肺者治节出焉，通调水道，下输膀胱。泄利者，治节废而下焦乃失权也。经言：大肠与肺相表里，肺主气。肠鸣上下无常处者，气不调也。经言：肝主惊。胸者心主之宫城也。右外以候肺，内以候胸中。惊痫者，痫病在膻中，故天气降则厥阴平也。经曰：因于露风乃生寒热。寒热者，肺气闭也。经言：风者百病之长。百疾者，伤于风则肺先受之也。《本经》或言百病，或言百疾，疾言乎甚病也。前人谓紫菀治手太阴血分，女菀治手太阴气分是也。

王 孙

王孙，草也。王者往而孙系也。苦渗而平调也。经曰：邪气虚风之贼伤人也。经言：五脏为阴，筋骨为阴，伤于阴曰痹，血凝于肤为痹，留而不去为痹。黄帝曰：邪中人脏奈何？岐伯曰：愁忧恐惧伤心，形寒饮冷伤肺，大怒伤肝，若醉入房，汗出当风伤脾。用力举重，入房过度伤肾，邪乃得往五脏。邪气者，邪在脏也。经曰：寒气胜为痛痹，湿气胜为着痹。寒湿痹者，邪在筋骨脉络也。经曰：四肢者诸阳之本也。四肢必因于脾乃得禀水谷气。十二源出于四关，四关主治五脏。又曰：太阴之上，湿气治之，太阳之上，寒气治之。巨阳为诸阳主气。四肢疼酸者，寒与湿流注关节而气不行也。《本经》凡言疼酸者，疼乃觉酸也。凡言酸疼者，酸乃觉疼也。经曰：膝者筋之府，肾有邪，其气留于两腘，膝后曲处为腘膝。冷痛者，筋骨病也。

蜀羊泉

羊，火畜，而泉者水胜火也。苦入血，而微寒胜热也。经曰：少阴之上，热气治之。诸血皆属于心，厥阴之上，风气治之。足厥阴脉上于巅①，肝主风，发乃血之余。秃疮者，风煽

---

①于巅：二字原漫漶不清，据清刻本补。

热于上而生虫也，即俗所谓剪发虫也①。恶疮者②，风灼热于脉而奇痒也。经曰：诸疮痛痒皆属于心。《本经》凡言恶疮，或挟湿③也，或挟痰也，或挟风也，即经所谓恶气乃④起也。热气⑤者，赤见于外而灼也。疥瘙痂癣，皆孙络热也。虫也者⑥，诸⑦病皆虫生于风也。吴本疗龋齿，风热化为虫而阳明之脉入齿也。

爵 床

爵赤⑧紫而治乎病不得着床也。经曰：咸走血。咸渗而寒胜热也。经曰：腰脊者身之大关节也，足太阳病脊痛腰似折。又曰：不可以俛⑨仰，不可举，刺足太阳。又曰：举重伤腰，衡络绝，恶血归之，令人腰⑩痛不可以俯仰。又曰：厥阴所谓腰脊痛不可以俯仰。又曰：督脉贯脊，抵腰中。又曰：冲脉、任脉上循背里为经络之海。经曰：巨阳为诸阳主气。腰脊痛不得揩床者，太阳之热流关节而内连诸脉也。俯仰艰难者，神气之出入游行皆窒也。经曰：热伤气。除热者，太阳开也。可作浴汤者，即《金匮》百合洗方之义，太阳主表也。

卮 子

花，象乎酒卮而子者实也。苦泄涌而寒胜热也。经曰：五

---

①即俗所谓剪发虫也：八字原漫漶不清，据清刻本补。
②恶疮者：三字原漫漶不清，据清刻本补。
③本经……挟湿：九字原漫漶不清，据清刻本补。
④恶气乃：三字原漫漶不清，据清刻本补。
⑤热气：二字原漫漶不清，据清刻本补。
⑥也者：二字原漫漶不清，据清刻本补。
⑦诸：原漫漶不清，据清刻本补。
⑧爵赤：二字原漫漶不清，据清刻本补。
⑨可以俛：三字原漫漶不清，据清刻本补。
⑩人腰：二字原漫漶不清，据清刻本补。

脏皆有合，病久不去，内舍于合，故不言五脏而言五内也。邪气者，虚风之贼伤人也。胃中热气者，热在腑也。面赤者，阳明之脉行于面而热上行也。经言：酒者熟谷之液，其气悍以清。酒皶者，热在经也。经曰：劳汗当风，寒薄为皶。皶鼻者，阳明之脉起于鼻而寒闭热也。白癞赤癞者，风气循阳明而上灼也。经曰：诸疮痛痒皆属于心，足阳明脉主血所生病。疮疡者，血聚热也。

竹　叶

竹，倒垂而叶个个也。经曰：肺苦气上逆，急食苦以降之，热伤皮毛，肺主皮毛。苦清肺，而平调也。经曰：肺主气。咳逆上气者，热灼肺也。溢者，肺热盛也。筋急者，足太阳脉主筋所生病，而阳气柔则养筋也。经曰：肝苦急，肺与太阳同主表，而金平木也。经曰：少阳之上，相火治之。三焦主腠理。恶疡者，皮腠火炽而肺治节行则通调水道也。杀小虫者，金胜风而叶轻也。经曰：未出地者命曰阴处。根者，起阴气也。作汤，取胃液也。经曰：上焦宣发，若雾露之灌溉是谓气。益气者，助肺宗气也。经曰：地气上为云，天气下为雨。止渴者，水津布也。经曰：正气夺为虚。补虚者，壮火气衰而真气自充也。经曰：天气通于肺。下气者，上气降也。吴本汁主风痉者，滋以润乎经筋热也。实，象乎膻中、胸中形也。经曰：心者神明出焉，包络代君行令，胸者心主之宫城也。通神明者，祛热所以通脏真也。轻身益气者，热去也。

蘗　木

蘗木，黄中通理而根旁出也。苦治热而寒养也。经曰：五脏皆为阴，小肠受盛之官，大肠传道之官，阳明胃者水谷之海。

五脏肠胃中结热者，热实于脏腑内而不解也。《伤寒论》曰：瘀热在里，身必发黄。《内经》有脾瘅、肾瘅、肝瘅诸病。黄瘅①者，阳明主肌而热外现也。檗木先言五脏而后言肠胃，脏热连府而瘅成也。犹卮子先言五内邪气而后言胃中热气，脏邪传胃而热盛也。卮子气轻上行，檗木气重下行也。经曰：魄门为五脏使，又曰风客淫气，因而饱食，肠澼为痔。肠痔者，脏腑热流肛门也。经曰：暴注下迫皆属于热。止泄利者，内热去而坚下焦也。经言：冲脉为十二经之海。女子漏下赤白者，热迫血海也。阴阳蚀疮者，兼男女言而风煽热乎会阴也。根名檀桓者，色黄坚香而桓言乎辟土服远也。苦入血而寒胜热也。经曰：心主血，冲任皆起胞中。风者百病之长。心腹百病者，祛风热乎血脉中也。经言：肝藏魂，肺藏魄。安魂魄者，肝肺阴宁也。不饥渴者，脾藏荣也。久服者，经所谓久而增气也。轻身者，热去也。经曰：人始生，先生精。延年者，肾藏精也。经谓阴精所奉其人寿也。经言：血舍神，心藏神。通神者，血脉通利也。

茱 萸

茱萸，子色赤而叶腴也。辛通而温养也。阳明胃者，中土也。经言：上焦并胃上脘，中焦并胃中脘，下焦并胃下口，厥阴肝脉挟胃，阴之绝阳名曰厥阴，厥阴不治取诸阳明。温中者，胃阳旺则三焦通而厥阴安也。经曰②：怒则气上，又曰：大怒则形气暴绝，而血菀于上。肝主怒，下气者，肝苦急，急食辛以通之是也。经曰：经脉流行环周不休，寒气入经而稽迟，客

---

①黄瘅：姜辑《本经》作"黄疸"。
②经曰：二字原漫漶不清，据清刻本补。

于脉外则血少，客于脉中则气不通，故卒然而痛。止痛者，四肢为诸阳之本，四肢皆禀气于胃，腠乃三焦会通元真之处，理乃脏腑皮肤之纹理。寒祛而真气行也。经曰：湿邪中下，卧出而风吹之，血凝于肤为痹。除湿血痹者，辛散湿而温和血也。经言：邪气者虚风之贼伤人也。逐风邪者，辛胜风也。经曰：三焦主腠理。开腠理，通三焦也。经曰：皮毛肺之合，皮毛先受邪气。其寒饮食入胃，从肺脉上至于肺，则肺寒，外内合邪则为咳。又曰：寒则腠理闭。又曰：因于露风乃生寒热。咳逆寒热者，三焦与肺、太阳同主表也。根杀三虫，辛治风而灭三尸也。三虫即经所谓长虫、短虫、白虫也。吴本一名蘱，毅也。

桑根白皮

桑箕星，精也。根入土而下通也。经曰：肺主皮，西方色白，入通于肺，肺与大肠相表里，胃与大肠同经，肺恶燥。甘调中而寒泻燥也。经曰：阳明胃者五脏六腑之海也。阳明之上，燥气治之。伤中者，燥伤胃气也。五劳六极者，胃伤则五脏六腑无所禀气也。经言：阳明主肉。羸瘦者，气不充而肌肉削也。经言：足阳明主血所生病。食气入胃，浊气归心，淫精于脉。崩中绝脉者，胞中燥热则血陷而脉不通也。经言：正气夺为虚，诸脉皆属于心，宗气贯心脉而行呼吸。肺主气，肺行荣卫之气。补虚益气者，燥泻而肺、宗气复也。叶气化而箕主风也。苦降而甘寒，清肺也。有小毒者，其力轻也。经言：肺主身之皮毛。除寒热者，表气和也。经言：上焦宣发水谷，若雾露之灌溉是谓气，上焦并太阴之经而行。《伤寒论》曰：太阳病[①]汗出者名中风。出汗者，表邪泄也。桑耳，其精汁也。甘平，调也。有

---

① 病：原作"痛"，据《伤寒论·辨太阳病脉证并治法上》改。

毒，其力重也。经曰：北方黑色入通于肾，胞之脉系肾，冲与少阴肾下行为血海。黑耳，主女人漏下赤白汁血病者，风煽胞中也。癥，实也。瘕，假也。积聚，详《灵枢·百病始生篇》，血汁凝也。阴痛者，冲任督带皆会于前阴，而血凝泣也。经言：阴阳总宗筋之会，会于气街。阴阳寒热①者，邪往来游移，而血不和也。无子者，邪久留于胞中也。五木耳名檽，柔乃养也。甘平有小毒，甘调平不峻，而有小毒者不可久服也。益气者，肺宗气充也。不饥者，脾胃实也。轻身者，百病祛也。强志者，肾气涩也。

芜 荑

芜乃茎而荑者实也。辛胜风，辛通散，而平不峻也。经曰：邪气者，虚风之贼伤人者也。肺合皮，脾合肌，肝合筋，心合脉，肾合骨。五内邪气者，病久不去内舍于合也。淫，淫浸也。经曰：风阳气也，冬伤于寒，春必病温。风气胜者为行痹。毒，言乎风蕴结也。散皮肤骨节中淫淫温行毒，逐风邪也。虫，风化也。厥阴脉挟胃，木侮土。化食者，风息则脾能为胃行其津液也。曰五内邪气，祛内风也。曰散皮肤骨节中淫淫温行毒，除外风也。曰去三虫化食，治肠胃风也。一名无姑，无姑息也。一名蕨蘠，言其良也。

枳 实

枳实，言乎其力实也。苦破结而寒以解乎气不行则留而为热也。大风，疠也，即癞也。经言：皮肤为外，卒风暴起，则经水波涌而陇起。《金匮》曰：风胜则痒。经言：有荣气热胕其

①寒热：原作"塞热"，今据姜辑《本经》改。

本经经释

九二

气不清，故使其鼻柱坏而色败皮肤疡溃，名曰疠风。主大风在皮肤中如麻豆苦痒者，邪结孙络、别络而入经也。经言：邪气外发，腠理开，毫毛摇气往来则为痒。仲景四逆散，排脓散之用枳实，取其行气也。经言：风成为寒热。除寒热结者，肠胃通也。下焦气结则利。经言：阳明主肉，脾主肌。止利者，结去则胃中、大小肠气和也。长肌肉者，结去则脾能为胃行其津液也。利五脏者，结去则太阴行气于三阴，而三焦通也。经言：肺主气，胸中为气之海。益气者，结去则肺宗气充也。轻身者，气行也。

厚朴

厚朴者，木质朴而皮厚也。苦破降而温以行痹也。中风伤寒，太阳病也。经曰：背者胸之府，太阳脉行于背，上头项，上焦并胃上口，贯膈而布胸中，并肺太阴而行。太阳之气出于胸，阳明脉上头额。经曰：谷入于胃，大气抟于胸中①名曰气海。膻中者，心主之宫城也。膻中为气之海，包络代君行令，诸血皆属于心。主中风伤寒头痛者，表病而胸邪窒也。经曰：胃风成为寒热，太阳之上，寒水治之。肝主惊，仲景曰心动悸寒热者，风入胃则寒衰食饮，热消肌肉也。惊悸者，手足厥阴同经，寒犯包络则惊，挟水气则悸也。经言：肺主气，肺气行于胸，宗气贯心脉而行呼吸。经言：心主血，冲脉至胸中而散。寒热惊悸气血痹者，里病而胸邪闭也。经言：阳明主肉，脾主肌，脾为胃行其津液。死肌者，土不荣也。虫居胃下脘及肠中。去三虫者，逐肠胃中之风寒气血痹也。

---

①大气抟于胸中：原作"太气搏于胸中"，据《灵枢·五味》"其大气之抟而不行者，积于胸中，命曰气海"改。

梣 皮

梣皮，即秦皮也。木小，梣高，而用皮也。苦渗，苦破，苦坚，苦降，而微寒胜热也。经言：风寒湿三气杂至合而为痹。风寒湿痹者，表邪痹而气不通也。经言：膀胱三焦者腠理毫毛其应，三焦主腠理，是孤之腑也，属膀胱。洗洗寒气者，毛腠病则孙络痹而阳失卫也。经言：相火以位。除热者，三焦闭则热在内也。经言：肝受血而能视，肝开窍于目，少阳与厥阴为表里，精之窠为眼，骨之精为瞳子，筋之精为黑眼，血之精为络，其窠气之精为白眼，肌肉之精为约束。目中青翳①白膜者，热上空窍也。经言：肝藏血，厥阴之脉上于巅，冲为十二经之海，上出于颃颡，以灌诸阳而渗诸精。久服头不白者，热去而血荣也。轻身者，热解也。

诸痹寒气，太阳病也。而曰除热，经所谓病久则传化也。肝脉循目系，故主目。经曰：太阳之右，厥阴治之。故邪传肝也。肝藏血脉，会于巅，故头不白以热故也。此太阳传厥阴合病之药。

椒

椒，不言秦者，神农时未有秦国也。辛通阳，温胜寒，而有毒力巨也。经言：邪气者，虚风之贼伤人也。除风邪气者，辛胜风也。温中者，宣胃阳也。经言：留而不去为痹。去寒痹者，逐中寒也。发者血之余，齿者骨之余。经言：肾主骨，冲为十二经之海，与少阴肾下行胞之脉，系于肾。经言：足阳明脉主血所生病，入上齿，手阳明脉入下齿。坚发齿者，固肾、血海而去胃风也。经言：精阳气上注于目而为睛，邪随眼系以入脑则目眩。明目者，祛风而阳气充也。久服轻身者，风净也。

---

① 青翳（yì 译）：姜辑《本经》作"翳"。

经言：心之华在面，阳明脉行于面。好颜色者，阳上充也。耐老者，阳旺则生气足矣。经言：人始生，先生精。增年者，固精也。经言：心藏神，血舍神。通神者，膻中通也。

山茱萸

茱赤色而萸腴人也。称山茱萸，以别乎吴茱萸也。酸收而平不峻也。经曰：心主血，冲脉与少阴肾下行。邪在心者，皆在心之包络。主心下邪气寒热者，肾不藏，则水邪上犯膻中，而心气不得下照胞中也。又足厥阴与手厥阴同经，仲景所谓气上撞心也。经言：相火以位，三焦并胃上、中、下脘，肝脉挟胃。温中者，酸敛肝而少阳旺则胃阳充也。经言：阳明主肌，三焦主腠理。逐寒湿痹者，胃三焦旺则肌腠通利而痹自去也。经言：肝主风。去三虫者，厥阴敛则风不留于肠胃也。久服轻身者，气血敛也。一名蜀酸枣，象形也，以别乎酸枣仁也。

紫葳

紫葳，言乎花赤艳也。紫，血色而花行血也。经曰：酸入肝，肝主风，心主血，心宜酸。微寒言乎胜热也。经言：妇人以血为事。主妇人产乳余疾者，亡血甚而风留子脏也。崩中者，风动胞也。经言：病久则传化。癥瘕者，风久不去而热结也。经言：心气不得下通，故月事不来。血闭者，风痹血海也。经言：风成为寒热。寒热者，风游行于经络也。羸瘦者，血不充也。养胎者，胞血安也。

酸敛血而微寒胜热。产乳，亡血者也。崩症、血闭，皆血虚有热之症也。寒热者，亦血虚有热也。羸瘦，解见茜芋。血海即子脏也，故养胎。

猪苓

猪，水畜也。蓄水曰猪，《书》所谓：大野既猪也。苓，令也。三焦并胃上、中、下脘。甘自中而平调也。经曰：夏伤于暑，秋为痎疟。痎疟者，热邪久留，传化而痰结胸上焦膻中也。毒，即经所谓大毒、小毒、常毒也。解毒者，除寒毒、热毒、诸药毒之留于腠理而为痰也。经言：三焦主腠理。《金匮》曰：腠者三焦会通元真之处，理者皮肤脏腑之纹理。皿虫曰蛊，传尸曰疰，皆害元真而痰郁也。不详者，贼真气也。经曰：三焦决渎之官，水道出焉，上焦如雾，中焦如沤，下焦如渎。利水道者，腠理通而痰水去也。久服轻身耐老者，经言：大气积于胸中名曰气海，膻中为气之海，宗气也。荣出中焦，卫气出于下焦。一名豭猪屎，母猪曰豭，阴物也，言乎其形似也。猪苓，言乎其功能也。

　　猪者，水蓄也。三焦者决渎之官，水道出焉，故主利水道者化三焦气也。腠理开，邪气因入，故病痎疟。《金匮》曰三焦会通元真，故解毒蛊疰。

白　棘

　　白，金色而棘决皮肤也。辛通而寒治热也。经言：心主血，尺里以候腹。主心腹痛者，血热痹也。经言：热甚则肿，血泣不通则卫气归之，不得复反，故痈肿。热胜则腐肉，肉腐则为脓。经言：热伤气，气伤痛。痈肿溃脓止痛者，棘破表去脓而泻热[①]也。决刺结者，刺伤皮肤而结在血气也。吴本一名棘针，亦同义也。

龙　眼

　　龙眼，象形而龙神物也。吴本甘平，中和调也。经言：五脏藏精气而不泻。邪气者，虚风之贼伤人也。主五脏邪气者，风乘脏虚而内伤也。经言：肾藏精，精舍志。安志者，肾气宁

　　[①]脓而泻热：四字原漫漶不清，据清刻本补。

也。经言：脾藏荣，荣舍意，脾主思，脾愁忧而不解则伤意。厌食者，脾不能为胃行其津液也。久服者，经所谓久而增气也。经言：肝藏血，血舍魂。强魂者，肝气旺也。经言：心藏脉，宗脉入耳目。聪明者，心宗脉气充也。经言：肺藏气，气舍魄，并精出入谓之魄。人始生，先生精。轻身不老者，精气盛也。经言：心者君主之官，神明出焉。通神明者，心气足也。一名益智，肾藏智也。

木 兰

木有花而香如兰也。皮，苦寒以治乎热风湿也。身大热者，经所谓热盛于身也。经言：皮肤为阳，阳明主肌。在皮肤中者，热自肺、太阳而居皮之肤内也。经言：足阳明之脉起于鼻，行于面。去面热赤皰酒皶者，香上行而去阳明经热也。经言：风寒客于脉而不去名疠风。恶风者，中胃脉而荣气热也。经言：足阳明之正属胃，散之脾，上通于心，包络代君行令，胃之大络名虚里，脉宗气也。膻中为气之海，大气结于胸中曰气海。癫疾者，胃风挟痰而郁乎胸膻中也。经言：前阴者宗筋之所聚，阳明太阴之所合，阴阳总宗筋之会而阳明为之长。阴下湿痒①者，风循胃脉挟太阴湿而下，流连乎督冲任带也。明耳目者，宗脉热去而香通也。一名林兰，林言乎众木也。

阳明主肉，故主大热也。在皮肤者，邪连太阳也。阳明脉行于面，故赤皰酒皶也。恶风癫疾者，风热由阳明之肌而动厥阴之气也。阳明主润宗筋，肝脉络阴器，故痒湿。

五加皮

五加者，五叶交加也。辛通气而温散风湿也。经言：心主

---

①湿痒：姜辑《本经》作"痒湿"。

血，冲任起胞中，循腹右上行为经脉之海。任脉为病，内结七疝。主心腹疝气腹痛者，风挟湿而病乎血海也。经言：肺主气，肺朝百脉，宗气贯心脉而行呼吸，上焦宣发水谷是谓气。益气者，风湿去也。经言：五脏因肺叶焦满发为痿躄。疗躄者，治节行则水津四布也。小儿三岁不能行者，内不足而风湿从之也。疽疮，风湿内蕴也。阴蚀，风湿下流也。一名豺漆，象黑刺也。

卫 矛

卫矛，茎羽如矛而自卫也。经言：心主血，苦入心而寒治血热也。经曰：冲为血海。女子崩中下血者，热灼胞中也。经曰：腹为阴，诸胀腹大皆属于热。腹满者，热邪甚也。经曰：夺血者无汗，夺汗者无血。汗出者，风泄也。除邪者，去虚风也。杀鬼毒蛊疰者，苦破热结而神明出也。吴本一名鬼箭，经言：五脏皆为阴，殄阴邪也。

合 欢

合欢者，心主喜而物和合也。甘平，中和调也。经言：五脏皆为阴，心为之主。安五脏者，心神乐则魂魄志意宁也。经言：心有所忆谓之意，意之所存谓之志。和心志者，其叶至暮则合交心肾也。经言：精气并肺则忧①，心主喜。令人欢乐无忧者，心气舒而肺太阴和也。经言：五脏各有所合。久服轻身者，皮肌筋骨脉皆充也。经言：心主脉。心者五脏之专精也。目，其窍也。明目者，宗脉通而目为心使也。经言：天之在我者德也，所以任物者谓之心。孟子曰：可欲之谓善。得所欲者，神明泰则万善皆备于我矣。经曰：二阳之病发心脾，有不得隐

---

① 精气并肺则忧：《素问·宣明五气篇》作"并于肺则悲，并于肝则忧"。《灵枢·九针论》作"精气并肝则忧，并心则喜，并肺则悲"。

曲。合欢得所欲，其有愈乎。

心为五脏主，故曰：安肾藏志，心肾交故曰和。心主喜，故无忧。心脉循目系，故明目。

柀 子

柀，旧作彼。柀子者，榧实也。甘调而温行也。有毒，以治乎虫毒鬼也。经曰：腹为阴。邪气者，虚风之贼伤人也。经言：天气通于肺。主腹中邪气者，肺气降而阴邪不能留也。经言：西方金气入通于肺，大肠为之使，阳明之上，燥金治之。去三虫者，金胜风而胃下脘肠虫自去也。经言：肺主皮。蛇螫者，皮气伤也。经言：肺主气，大气结于胸中名曰气海。蛊毒者，肺宗气窒也。经言：肺藏魄。鬼疰伏尸者，利人死也，气行则阴类去也。

梅 实

梅实，春气足而四月实，以治肝也。酸，收也。经曰：阴之绝阳故曰厥阴。故喜温也。平不峻而涩止也。经曰：肝苦急，以酸写之。足厥阴之脉贯膈上肺。下气者，肝气平也。肝与手心主同经，包络代君行令。《伤寒论》曰：厥阴病气上撞心，心中疼热。除热烦满者，肝舒则风不煽乎膻中胸也。经言：肝主风，四肢皆禀气于胃，肝脉挟胃，肝主筋。体言乎百体也。止肢体痛者，风息而筋舒也。经言：虚风①遍留于身半，其入深，内居荣卫，荣卫衰则真气去，邪气独留，发为偏枯。卫气不行，则为不仁。偏枯不仁者，内风止则生气自通也。经言：脾主肌。死肌者，风有所著则胃津不行也。去青黑痣者，风结孙络也。蚀，言乎风薄伤也。恶，言乎风不善也。阳明主肉，木克土也。

①虚风：《灵枢·刺节真邪》作"虚邪"。

中品 九九

肝气逆，经曰：酸泻之故下气，肝静则包络安，故除热。烦，心烦也。满，胸胁满也。仲师曰：气上撞心，故安心。风淫四末，故肢痛。风胜，故偏枯死肌。

桃核仁

桃，木兆而核以象乎胞也，仁以象乎心生德也。苦破而平不峻也。经言：心主血。瘀，血始不利也。经言：搏于脉中则为血闭。血闭甚不通也，癥瘕又其甚也。主瘀血血闭癥瘕邪气者，血虚风贼而心气不得下行也。杀小虫①者，殄风化也。桃花者，华也。苦，破也。平，调也。杀疰恶鬼者，灭阴邪也。经言：心之华在面。令人好颜色者，通心气也。桃实干悬树上曰枭。苦破而微温宣阳也。有小毒，其力大于无毒也。主杀百鬼精物者，诸血皆属于心，心藏神也。吴本桃毛主下血瘕寒热积聚无子，血不调也。经言：月事以时下，故有子也。桃蠹者，啮木虫也。辛通而温宣阳也。经言：心者君主之官，神明出焉。主杀鬼邪恶不详，神明通而血气行也。

杏核仁

经曰：杏苦，肺色白，宜食苦核仁，得乎天气降也。甘调苦降温养冷清利行也。有小毒者，力峻也。两仁者，杀人可以毒狗。狗，土畜，绝乎地气升也。经曰：肺主咳，肺苦气上逆，急食苦以降之。主咳逆上气者，降肺也。雷鸣者，气逆甚而乍下也。经曰：喉主天气，天气通于肺。喉痹者，肺不降而诸经气痹也。经曰：肺主气，大气②积于胸中名曰气海。下气者，

---

①杀小虫：姜辑《本经》作"杀三虫"。

②大气：原作"大海"，据《灵枢·五味》"其大气之搏而不行者，积于胸中，命曰气海"改。

肺治节降而宗气通也。经言：肾上连肺，胞之脉系于肾。上气降，则胞气利也，经言：肺主皮，西方金气入通于肺，肺行荣卫之气。金疮者，皮气利而荣卫自调也。经曰：太阳之上，寒水治之。肺者相傅之官，下输膀胱。寒心者，水邪犯心而肺降则寒自去也。豚，水畜也。贲，奔也。贲豚者，肾邪上犯而降肺以泻其母也。

肺母脾，肺主降，肺喜暖恶热，肺喜凉恶寒，故曰：甘苦温冷利也。咳，肺逆也。雷鸣，逆甚也。喉主天气，天气通于肺，故痹。产乳，气不降也，肺合皮而行荣气，故主。金疮，以伤皮亡血也。心系上肺。寒心者，肺不通调水道而移寒于心也。奔豚，天水连也。

蓼 实

蓼，高扬而实其子也。辛通而温宣阳也。经言：目者宗脉之所聚也。主明目，宗脉通也。经言：两阳合明故曰阳明。温中者，养胃阳也。经言：阳卫外而为固，皮肤为阳。耐风寒者，宣发上焦气而温肤泽毛也。经言：三焦水道出焉，并胃上、中、下脘。下水气者，决渎气旺也。阳明之脉行于面。面浮肿者，辛温上行而去胃水也。经言：荣卫稽留于经脉之中，血泣不行，热胜则肉腐为脓曰痈。风气与太阳俱入，行诸脉俞，散于分肉与卫气相干，其道不利，故使肌肉膹䐃而有疡。痈疡者，辛胜风而通荣卫也。经言：荣出中焦，卫气出于下焦也。马蓼者，大蓼也。凡大言马，象乎乾也。不言实者，用茎叶也。辛温以通乎阳明也。去肠中蛭虫者，辛胜风而下水也。轻身者，阳明主肌也。

葱 实

葱者，草从忽而实养中也。辛通大温，以助胃阳也。经言：心者五脏六腑之主也，目者宗脉之所聚也，精阳气皆上聚于目而为视。明目，宗脉通也。经言：中气不足，溲便为之变，肠为之苦鸣，两阳合明故曰阳明。补中气不足者，实以填乎阳明胃气也。葱茎白者，茎通辛散而平不峻也。作汤者，经所谓中焦取汁也。经言：伤寒一日太阳受之。伤寒寒热者，仲景所谓发热恶寒也。阳明之脉入目行于面。中风面目浮肿者，风善变而循经脉上行也。能出汗者，辛胜风而散寒也。

仲景曰生葱和枣食令人病，合犬雉肉食多令人病血。

作汤，取其热而气化速也。辛散太阳之寒，故治伤寒寒热。辛胜阳明之风，故治浮肿。辛引心君之阳，故出汗实宣阳也。

薤 白

经曰：五菜为充。心病宜食薤，薤入心而白行乎包络胸中也。辛通苦破温养滑利也。经言：心主血，包络代君行令。金疮，亡血甚也。疮败者，风寒结气而血虚也。轻身者，血气充也。经言：心生血，血生脾，大气积于胸中，名曰气海，宗气贯心脉而行呼吸。不饥耐老者，心为五脏主，血舍神。得神者，昌也。

经曰：胸者心主之官城也。心气之所游行出入者也。辛温则阳气发，苦滑则结气除，故主金疮之败。

假 苏

假苏者，荆芥也，似苏而非苏也。辛胜风而温散湿也。经言：因于露风乃生寒热。寒热者，风外入也。经言：寒热瘰疬在于颈腋，皆鼠瘘，寒热之毒气留于脉而不去者，本皆在脏。寒热鼠瘘瘰疬者，风陷脉而末上出于颈腋也。生疮者，外为脓血也，邪聚脉也。经言：邪客于经络之中，血泣不通，则卫气归之。破结聚气者，辛散风而气通也。下瘀血者，血海风祛而瘀自下也。经言：风邪中上，湿邪中下。邪气下陷肌肤，筋髓枯，内连五脏，血气竭，当其下^①筋骨良肉皆无余，曰疽。除湿疽者，辛温祛湿而宣阳气也。一名鼠萤，治鼠瘘而冥阴类也。

寒热者，血瘀而见寒热也。经曰：陷脉为瘘。鼠瘘、瘰疬，脉络血结也。疮，荣气不行也。此药辛温通气而血自行，故曰下瘀。辛温散湿，故主湿疽。

水 苏

水苏者，薄荷也。草似苏而生水旁也。辛通而微温宣发也。经言：辛入肺，肺主气。下气者，天气降也。经言：胃为水谷之海。杀谷者，宣胃阳以别清浊也。经言：食气入胃，饮气入胃。除饮食者，经所谓推陈致新也。经言：五味入口，藏于肠胃。阳明之脉挟口环唇入齿。辟口臭者，香以祛胃腐也。去邪毒者，风蕴毒而辛胜风也。经言：阳气闭塞，地气冒明，交通不表，恶气不发。辟恶气者，生气通而内癖去也。经言：心者神明出焉。心生血，血舍神。久服通神明者，开膻中、胸中而心阳下通于血海也。轻身耐老，正气充也。

水 靳

靳，即芹而生水涯也。经言：脾孤脏以灌四旁。甘平，中和调也。《金匮》云：经水不利，子脏坚癖，中有干血，下白物曰白沃。主女子赤沃者，热结血海而下赤物也。经言：太阴行气于三阴，脾为胃行其津液，足阳明主血所生病，心生血，血生脾。止血者，香舒脾而去乎伏热、暑热也。经言：脾藏意，意之所存谓之志。肾藏精，精舍志。养精者，意舒而志自定也。经言：心有所忆谓之意，脾藏荣，诸血皆属于心，心主脉。保血脉者，脾意畅而心神安也。经言：脾气散精，上归于肺，宗气积于胸中，贯心脉而行呼吸。益气者，地气上而肺宗气得所

---

①当其下：《灵枢·痈疽》作"当其痈下"。

资生也。经言：脾主肌肉，脾与胃以膜相连。令人肥健嗜食者，脾气旺也。一名水英，言乎阴精所奉也。

发 髪

经言：胞之脉系于肾，肾者精之处也，其华在发，肾生骨髓，脑为髓海，冲为血海。发髪者，血之余，髓之华也。煎水、煎膏，烧存性而苦破温通也。经言：肾合三焦膀胱，腠理毫毛其应，膀胱不利为癃。主五癃者，膀胱为肾之使，肾气实则上通，而齿更发长。苦温下通而膀胱利也。经言：阴阳不相应，病名关格。人迎四盛以上为格阳，寸口四盛以上为关阴。关格不通者，阴阳不得相荣也。经言：人始生，先成精，两精相搏谓之神。肾主髓，心主血，以脑华血余取心肾相通之本，以通和阴阳十二经也。经言：小肠为心之使，足少阴与足太阳为表里，三焦决渎之官，水道出焉。利小便水道者，苦降而温化气也。经言：六岁以下为小，二十以上为壮，五十以上为老，惊则热侮神而瘈灼筋脉也。疗小儿惊、大人痉者，苦破乎热结而温以致乎精血化原也。经言：血舍神，精归化。仍自还神化者，复生之本而妙合少阴也。

白马阴茎

白马，象乎燥金治之也。经曰：前阴者宗筋所聚，阳明、太阴之所合也。甘入胃，咸入肾，而平不峻也。经言：冲任督带皆会于宗筋，而阳明为之长。阳明主润宗筋。伤中绝脉阴不起者，阳明虚则宗筋纵弛也。经言：阴之所生本在五味，味归形，形归气，气归精。强志者，肾藏精而精舍志也。经言：肾上连肺。益气者，肺主气而肾为生气之原也。长肌肉者，脾为胃行其津液也。经言：太阴行气于三阴。肥健者，肌肥而气健也。生子者，精强也。眼，平无毒。经曰：目者五脏六腑之精也。三焦主腠理。腠者三焦会通元真之处，理者皮肤脏腑之纹理也。惊痫者，肝主惊而痫郁痰于包络间也，上焦气滞而厥阴逆也。腹满者，下焦如渎之气化失也。疟疾者，风寒居于肌腠也。经曰：目者宗脉之所聚也。心主脉，包络代君行令，故惊痫。胞之脉系于肾。膀胱者，胞之室。冲为十二经之海，故腹满也。腠理开，并于阳则热，并于阴则寒。故十二经疟疾也。悬蹄，取其行也，十二经脉皆行于四肢也。甘平调也。经言：邪气者虚风之贼伤人也。主惊邪，邪在肝而连心包络也。经言：肝主筋，心主脉，包络代君行令。瘛者，筋脉蜷急也。疭者，筋脉弛纵也。经言：妇人乳子，则乳即产也。经言：肝藏血，心生血。乳难者，惊则气乱而血不行也。经言：癖而内着，恶气乃起。辟恶气者，行以去着也。经言：血为阴。鬼毒虫疰不详，皆阴类也。蹄行经脉所以辟也。

鹿　茸

鹿，阳兽而茸速生也。头诸阳会，而钟乎茸也。甘温，中和养也。经言：心为阳中之太阳，少阳属肾，肾上连肺，故将两脏，督脉总一身之阳。膀胱者，胞之室。督脉贯脊属肾，与太阳起于目内眦，其直上者贯心。此生病，从少腹上冲心而痛，女子不孕。主漏下恶血者，阳微而血不运也。经言：饮酒先行皮肤。寒热者，血瘀而郁乎太阳主开也。经言：心主血，包络代君行令。惊痫者，阳虚督寒而痰动乎厥阴也。经言：膻中为气之海，宗气上走于息道，下出于气街。肺为阳中之少阴，肺主气。益气者，阳充也。经言：肾藏志。强志者，壮肾也。经言：八岁肾气实，齿更。三八肾气平均，真牙生。肾主骨。生齿者，骨健也。不老者，须发黑也。吴本主恶疮痈肿①者，血寒也。经言：督脉起于少腹骨中央，女子入系庭孔。逐邪恶气留血在阴中者，鹿卧以首抵尾闾而阳气行也。经言：阴阳总宗筋之会，皆络于督脉也。

牛角䚡

牛，土畜也，角，锐入也，䚡言乎尖内坚骨也。苦入血而温行也。经言：心生血，血生脾，脾藏荣。下闭血瘀血疼痛者，寒结血海而心气不得下通也。经言：足阳明脉主血所生病。前阴者宗筋之所聚，阳明、太阳之所合，阴阳总宗筋之会，而阳明为长，皆属于带脉。女人带下血者，阳明虚而脾信失也。燔之，以助阳也。酒服，以行血也。髓，甘温，中和养也。经言：阳明胃为水谷之海，脑为髓海，脾为胃行其津液。五谷之精液和合而为膏者，内②渗入于骨空，补益脑髓。主补中填骨髓者，崇中土而以其物补也。久服增年，肾精足也。胆，苦大寒，阴精萃也。可丸药者，丸言乎缓也，上热下寒宜之。亦有仲景白通加入尿猪胆汁之义。

羖羊角

经言：心病宜食羊羖。牡角锐而头诸阳会也。咸渗咸软而温宣阳也。经言：精阳气上走于目而为睛，骨之精为瞳子，筋之精为黑眼，心主血，肝受血而能视。心者神之舍，目者心之使。青盲，阳内闭也。明目，血气通也。经言：随神往来谓之魂，肝藏魂。主惊悸者，肝风息而神明旺也。寒泄者，君火不下济而三焦不固也。经言：心为阳中之太阳。久服安心者，神

本
经
经
释

一
〇
六

---

①吴本主恶疮痈肿：姜辑《本经》作"吴本角主恶疮痈肿"。
②内：原漫漶不清，据清刻本补。

定也。经言：上焦宣发水谷气，宗气贯心脉而行呼吸。益气者，气足也。经言：阳卫外而为固，阳气盛则梦飞。轻身者，阳充也。杀疥虫者，祛孙络风也。山，艮也。艮，成终成始而藏象肝也。入山者，入肝藏也。烧之者，以火气入肝而通阳也。辟恶鬼虎狼者，宣本心神明以胜阴邪恶物也。此药治厥阴之气蔽心阳，而羖羊角能通之也。

牡狗阴茎

孟子曰：不孝有三，无后为大。古礼重嫡。牡，阳物也，狗，土畜也。阴茎，宗筋也。咸润下而平不峻也。经曰：阳明主润宗筋。阳明虚则宗筋纵弛。主伤中阴痿不起者，胃弱则不能输精于筋也。令强热大生子，阳气盛则能施也。经言：阴阳总宗筋之会，会于气街，而阳明为长，皆属于带脉，胃为水谷之海。除女子带下十二疾者，胃阳虚则带脉病也。一名狗精，精生于谷也。胆苦者，相火之精也。狗胆言平不言寒者，以见牡狗之纯乎阳也。有小毒，解见前篇。主明目者，肝开窍于目，而厥阴从中见也。

> 狗，土畜也。牡，阳土也。阳明主润宗筋，故曰伤中阴痿。经曰：阴阳总宗筋之会，阳明为长，皆属于带脉，故曰带下十二。

羚羊角

羚羊，独栖而悬角木上以远害，故曰羚也。角，二十四节而天生木胎也。咸寒，渗热也。经言：包络代君行令。手厥阴与足厥阴同经，心者神之舍也，目为之使，心主脉，肝受血而能视。明目者，结热去而宗脉通也。经言：膻中为气之海，宗气贯心脉而行呼吸，热伤气，心恶热。益气者，膻中热解而大气行也。起阴者，热令人痿也。经言：心主血。去恶血注下者，君火不炽也。心藏神，肝藏魂，随神往来谓之魂。辟蛊毒恶鬼不详者，邪热祛则神明安也。吴本安心气者，胜热也。常不魇寐者，卫气行而阴不得掩阳也。

经曰：肝开窍于目，故明目。肝主怒，怒则气逆，故益气。肝主宗筋，故起阴血。归于肝，故恶血去。肝主藏魂，故治蛊毒梦魇。此药咸寒，厥阴之上，风气主之，以热故也。

犀　角

犀，通神，角锐而其精聚也。苦入心，酸收真气，咸软热结而寒胜热也。经曰：心者五脏六腑之大主也，精神之所舍也。其脏坚，固邪弗能容。诸邪之在心者，皆在于心之包络。又曰毒药攻邪。主百毒者，诸热毒之攻君主者也。经言：心藏神。鬼疰邪鬼，害神明也。经言：宗气贯心脉而行呼吸。瘴气者，闭真气也。钩吻，草毒至也。鸩羽，禽毒至也。蛇，虫毒至也。疰，阴毒至也。瘴，阳毒至也。杀钩吻、鸩羽、蛇毒，犀神物殄毒，而本心神明出也。除邪，逐虚风也。不迷惑，神旺也。不魇寐，卫气入阴而神定也。久服轻身，毒去则正气充也。

牛　黄

牛病在心及肝胆而生黄也。苦破而平不峻也。有小毒，以毒治毒也。经言：包络代君行令，肝主惊。惊痫者，邪在厥阴而连手少阴也。经言：心主血，肝藏血。寒热者，风灼血也。经言：心恶热。热盛狂痉者，热在心而外连阳明、少阳则狂，外连太阳则痉也。经言：邪气者虚风之贼伤人也。除邪，祛血热也。经言：心者神明出焉，肝藏魂，胆者中正之官。逐鬼，出精阳气也。

豚　卵

豚，水畜，纯乎稚阳，而卵动肾气也。甘调而温通阳也。

经言：少阳属肾，故将两脏。三焦决渎之官，是孤之腑也，属膀胱。《难经》谓：肾间动气者，三焦之原也。惊痫，厥阴病也。《难经》谓：重阴者癫。经言：肾主水。惊痫癫疾者，寒邪干上，而膻中上焦病也。经言：三焦主腠理。《金匮》言：腠者，三焦会通元真之处，理者皮肤脏腑之纹理也。鬼疰，害真气也。蛊毒，伤元气也。经言：少阳为枢。寒热者，枢废也。贲豚，水邪也。经言：膀胱不利为癃，膀胱为肾之使。五癃者，膀胱不化也。邪气挛缩者，寒闭阳也。一名豚颠，言乎其治重阴病也。豚悬蹄甲，取其行也。经言：咸先入肾，而豚水畜也。咸软咸渗而平调也。经言：肠澼为痔，尺外以候肾，尺里以候腹。主五痔伏热在腹中者，血热流下也。肠痛内蚀者，热积伏冲之脉也。经言：冲与少阴肾下行。滋肾阴，以泻心热也。

麋

麋，阴兽，游泽而治肌腠也。《灵枢经》有脂。古注以脂为骨中髓也。辛通辛散，而温宣阳也。经言：邪客经络之中，血泣不通，卫气归之，故痈肿。痈肿恶疮者，风寒挟湿以闭荣卫，而阳气遏也。经言：脾主身之肌肉，阳明主肌，胃风成为寒热，三焦居胃上、中、下脘，湿气胜为着痹。死肌寒热者，湿挟风寒有所著，则三焦、太阴、阳明气不通而风行周身也。经言：风寒湿三气杂至合而为痹，以至阴遇此为肌痹。经言：四肢者诸阳之本也，四肢皆禀气于胃，必因于脾乃得禀也。风寒湿痹四肢拘缓不收者，湿流四关而风寒聚筋脉也。经言：风者阳气也，头者诸阳之宗也，阳明脉上头面，热伤气，热甚则肿。伤于风者，上先受之。风头肿气者，风上行而气郁于寒湿则为热也。《金匮》曰：腠者三焦通会元真之处，理者皮肤脏腑之纹理，三焦主腠理。通腠理者，上焦宣发出气，灌溉中焦，出荣下焦，出卫以决渎，而通外内也。一名官脂，言乎自官采取也。
《周礼》夏□①麋是也。

丹雄鸡

《易》曰：巽为鸡，为风。经曰：肝藏血，其畜鸡，肝恶风，足阳明脉主血所生病，厥阴脉挟胃，赤入心，心主血。雄，阳也。丹，赤也。经曰：两阳合明故曰阳明，阳明主肉。丹雄鸡肉，养肝息风入胃温血而宣阳也。甘缓甘补，而微温养也。女人，阴也。崩中，血陷也。漏下，胞漏也。经水不利，内有坚癖。下赤白物曰沃，血瘀也。经言：女子以血为事。女人崩中漏下赤白沃者，肝急风动而胃寒血虚也。故吴本谓补虚温中止血也。经曰：心藏神，血舍神。通神者，心气下通胞中以生血，而膻中阳充也。经言：心者神明出焉，心为阳中之太阳。平旦阳气生，日中而阳气隆。雄鸡鸣应日而丹正南色也。是以杀恶毒辟不祥者，阳旺也。头主杀鬼者，头为诸阳宗而鬼阴物也。东门上者良，阳位也，以胜阴也。

雁 肪

雁，乘风而肪主飞也。甘平，中和调也。经言：风者百病之长也。风挛，因病风而手足挛也。经言：肝主风，肝主筋，大筋䐃短为拘。拘急者，风先挛而后拘急也。经言：虚风遍留于身半，其入深，内居荣卫，荣卫衰则真气去，邪气独留，发为偏枯。风挛拘急偏枯者，风甚也。血气不通利者，风挠乎血气虚也。久服者，经所谓久而增气也。益气者，肺宗气旺也。不饥者，肥中土也。轻身者，风去也。耐老者，血充则毛发黑

---

①□：原文漫漶不清，《周礼·天官冢宰第一》："冬献狼，夏献麋，春秋献兽物。"疑该处为"献"。

也。鸷亦取其凌风也。

鳖 甲

鳖，纯雌而甲则攻坚也。味咸软而气平也。经言：心生血，冲任循腹右上行。心腹者，血内结也。癥，实也。瘕，假也。坚积寒热者，有坚积而成寒热也。痞气，不通也。息肌，有滞也。去痞疾息肉者，破气肉结也。阴蚀，虫伤也。介下，杀虫也。经言：肠澼为痔。痔核，湿热结也。恶肉，甲去恶也。

鮀鱼甲

鮀鱼甲，功用如鳖甲。鳖静阴而鮀动阳也。酸入厥阴而微温行也。有毒，慎用而力巨也，去心腹癥瘕伏坚积聚寒热。独言伏坚者，经所谓传舍于伏冲之脉，凝血蕴里也。女子小腹阴中，重阴也。相引痛者，阴脉凝泣也。崩中下血五色，血海瘀也，及疮疥死肌者，瘀不荣也。

蠡 鱼

蠡鱼者，鲖鱼也。甘调而寒胜热也。疗五痔者，手阳明燥而湿热蕴于魄门也。经言：浊邪中下，湿也。治湿痹者，湿除下部也。阳明之脉行于面入目。面目浮肿，湿郁热于上部而胃水积也。下大水者，别回肠而渗入膀胱也。三焦并胃上、中、下腕而主水道也，鱼动也。

鲤鱼胆

鱼，动物而鲤变化也。胆者，厥阴从中见，而肝开窍于目也。苦破而寒胜热也。目热赤痛，肝热也。经言：筋之精为黑眼，肝主筋也。明目者，肝受血而能视也。经曰：胆者中正之官，决断出焉。久服强悍者，十一脏皆取决于胆也。经言：少阳属肾，肾动气者生气之原。益志气者，肾藏志，而三焦者宗气荣卫所出也。

乌贼鱼骨

乌贼鱼骨，一名海螵蛸。肾主骨。咸走血，而微温养也。经言：冲脉与少阳肾下行。主女子赤白漏下经汁，肾间动气虚而不能运血也。血闭者，任脉不通而太冲不盛也。阴蚀者，虫蠹下也。肿痛者，重阴癖也。寒热癥瘕，外寒热而内癥瘕也，血病也。无子，主气绝也。

海　蛤

肾主水，而介能破也。海蛤苦降而咸破也。咳逆上气，水邪逆也。喘息，逆其气也。烦，心烦也。满，腹满也。烦满，水凝于心腹间也。胸痛，水结胸也。寒热，肺主表也。一名魁蛤。

文　蛤

文蛤，蛤有文也。咸软，而蛤介破也。恶疮，湿郁热也。蚀者，虫也。五痔，湿热下流也。

石龙子

龙，利水道而咸软寒胜热也。有小毒，其力巨也。吴本五癃，经言：膀胱不利为癃也。邪结气者，经言：膀胱气化则能出，气结热也。破石淋者，石乃热坚也。下血者，经言：膀胱为胞之室也。经言：三焦主水道。利小便水道者，经言：三焦是孤之腑也，属膀胱。石龙子，主利水也。

露蜂房

露蜂房，象乎心胞络也。甘平调而有毒力巨也。肝主惊而痫在乎手厥阴也。心主脉而包络代君行令，肝主筋，瘛为筋脉蜷急，疯为筋脉弛纵也。寒热邪气，风内薄也。重阴曰颠。癫疾，风迫阴也。鬼精，阴贼也。蛊，毒物害也。经言：心者君主之官①，神明出焉，五脏六腑之大主也。诸邪皆在于心之包络也。肠痔，风灼下部也。火熬之良，去毒而助阳也。一名蜂肠，治肠病也。

蚱蝉

蝉，在树吟风而主肝风也。经曰：肝色青，宜食甘，酸泻之，肝脉挟胃。故咸甘渗而寒胜热也。经曰：春三月，此为发陈，以使志生，养生之道也。小儿，稚阳也，生气也。经言：少火生气。肝主惊而痫，病乎手厥阴也。经言：凡人卧，血归于肝，肝藏魂。夜啼者，肝不安也。重阴曰颠。颠②病者，风入乎阴之绝阳也。寒热者，肝藏血而风入血也。

白僵蚕

蚕食桑，僵因风化，而白胜风也。咸软辛散而平不峻也。小儿惊痫夜啼，解见蚱蝉。三虫者，风生也。经言：阳明之脉行于面，肝脉挟胃。灭黑黯令人面色好，风去而阳明之气行于面也。又心之华在面，手厥阴包络代君行令也。肝脉络阴器，经言：前阴者宗筋所聚，阳明、太阴之所合也。经言：风胜则痒。男子阴痒病，风湿下流也。

---

①官：原作"言"，据《素问·灵兰秘典论》"心者，君主之官也，神明出焉"改。
②颠：姜辑《本经》作"癫"。

校注后记

《本经经释》由清末医家姜国伊著，为注解姜氏所辑《神农本经》的专门著作，全书分上、下册，上册注解《神农本经》上品药120种，下册为中品药120种及从下品药中移入的连翘一味，全书共计241种药物。

一、著者生平及著述概况

姜国伊，字尹人，生卒年月不详，四川郫县人，业儒，举孝廉。幼颖悟勤学，弱龄工诗赋，长笃志经学，尤专于《易》，并精医理。《郫县志·儒林传》载："论者谓其经学优于诗赋，诗赋优于文章，医学则在经学、诗赋之间，识者以为笃论。"咸丰十年庚申（1860），久病不愈，遂究心医学。

姜氏生活在清末，正是四川经学发展的兴盛时期。姜氏也以著作颇丰而闻名于当地，其著作主要有《守中正斋丛书》《姜氏医学丛书》传世。《守中正斋丛书》汇集了姜氏所有著作，包括《诗经思无邪序传》《春秋传义》《孝经述》《大学中庸古本述注》《孟子外篇》等二十余种，另收录医书《神农本草经》三卷、《脉经十卷》首一卷、《伤寒方经解》一卷、《姜氏医学六种》，有清光绪十八年（1892）刻本。《姜氏医学丛书》收录了《神农本经》《本经经释》《脉经真本十卷首一卷》《伤寒方经解》《姜氏医学六种》，有清光绪十八年（1892）成都茹古书局刻本。《姜氏医学六种》包括《内经脉学部位考》《目方》《婴儿》《经说（上、下）》《经验方》。

姜氏于同治元年（1862）辑得《神农本经》180味，光绪壬辰年（1892）疫疾流行，乃辑成《神农本经》三卷，以《本草纲目》所载《本经》目录，采其中轶文。另撰《本经经释》一书撰用《内经》详加诠释，"以圣解圣"强调药性功效。

二、《本经经释》版本情况

我们根据《中国中医古籍总目》（简称《总目》）所载，于2011年6月至2012年9月进行了版本调研。《本经经释》现存版本主要有：①清光绪十八年壬辰（1892）成都黄氏茹古书局刻本；②清刻本；③1931年刻本；④刻本；⑤姜氏医学丛书本。其中第4条"刻本"《总目》中记载为藏于陕西中医研究院与泸州图书馆，因条件所限，未能考察这两个本子。

通过版本调研发现：①"清刻本""1931年刻本""姜氏医学丛书本"均出自同一个版本系统。②《总目》所载"清光绪十八年壬辰（1892）成都黄氏茹古书局刻本"未见到该单行本。③天津中医药大学图书馆藏实为清刻本，考该本子，除下册"麇"条中引《周礼》文有一字漫漶外，其他均字迹清晰，但该版本无牌记、无扉页、无序跋，版本标识不清，故将其作主校本，不作底本。

本次整理以中国中医科学院所藏清光绪十八年壬辰（1892）成都黄氏茹古书局《姜氏医学丛书》刻本为底本，以天津中医药大学馆藏"清刻本"为主校本。《姜氏医学丛书》刻本版式情况如下：双边文武栏，栏框高20厘米，栏框宽14厘米，无栏格，单鱼尾，书口上有"经释"，序例、目录部分鱼尾下中有"序例""目录"，正文中则无卷篇名，版心下有页数；每页12行，每行25字，宋体字；内容顺序为序例、目录、正文，上册为上品药，下册为中品药，文后无跋。《姜氏医学丛书》丛书前有牌记，后有姜氏自跋。

姜氏《神农本经》序言中提到"昔年旧注，但拈大意，今日续注，只字无遗。"《本经经释》"序例"中亦言："计并入四种，移入三种，附六十种，复合于古经三品三百六十五药之数。"但是考各本，目录中上、中、下三品药均有，但正文只载上品120种、中品药120种及从下品药并入中品药中的连翘1种，未见下品药。

三、《本经经释》反映的姜氏医学学术思想

姜氏治学以经学为志，专于《易》，精于医。咸丰庚申年，因久病不愈而究心医学。因此，姜氏的医学学术思想具有显著的儒学印记，经学思维贯穿其医学实践的各个方面。

1. 经学思维是姜氏医学学术思想之纲

"祖述尧舜，宪章文武"的经学思维，贯穿姜氏著作始终，四川郫县因姜氏的经学影响而将其列入《郫县志·儒林传》中，作传以记之，"……其一代制度必考传注，释则经文俱在何传注为，故所述经传皆以经解经，一扫汉、唐、宋诸儒窠臼"。考姜氏著作，文则以五经为根，医则根于《内》《难》《伤寒》《本经》等诸经典。李朝正在《明清巴蜀文化论稿》中所言《守中正斋丛书》载书 23 种，"绝大多数为对经书的注释、阐发、笺疏、考辨等，这些都属清代文人的内在功底，应了乾嘉学派的风气和传统"，"诸家注皆以臆度，今国伊注惟遵《内经》以圣解圣，盖其慎也"，且"《内经》诸刊本文字各异皆引之，不专用一家言也"。实际《本经经释》注解包含了《内》《难》《伤寒》《金匮》《别录》等诸经内容及姜氏部分以前自己的注释，"注虽复作，然国伊旧注亦附存一二，俾后人知我年久心苦也"。书中引述《内经》相关条文达296条，涉及篇章84篇，引述《金匮要略方论》16 条，涉及 8 篇，引述《伤寒论》18条，涉及 8 篇，引述《难经》4 条，涉及四难，引述《中藏经》

《名医别录》各2条，各涉及2篇。姜氏引文遵经旨，而又灵活连缀，参合己见阐发经义，寥寥几语，往往是综合各篇相关经文缀成，"凡撰用《内经》有专引一篇者，有兼引二篇者，有并引三四篇者，只以经言二字统之，盖取辞达也"，如"菖蒲"条释耳聋有"足少阴脉上会厌，因心支脉以达耳"一语，即以足少阴肾经、手少阳三焦经、手厥阴心包经等诸经脉、经别之间关系凝炼而来，遵经旨而又能灵活达意。姜氏对经典存敬畏之心，如《神农本经》序言："圣人之道，不离体仁，圣人之心，不过至诚，必欲行诚，不外敬慎。"在注解"蒺藜子"一条中有"《本经》无一字不当留神"，又言"《本经》原文一字不可增减，自非心性中正，得孔子五经正宗及熟精《内经》《伤寒论》诸书，能作周汉以上文字者，不能辨别也。"在《神农本经》"本经考正"中更是言道："然则本经者，神农作也。疑之者，万世罪人也。"姜氏以经解经的方式为传统文风的继承与延续，对于学术的稳定性具有积极意义。

2. 诠释药物首重药性与功能，提出"三慎"养生观

姜氏认为，"不明药性，必致杀人"。对于药物气味，认为"《本经》但言味甘平，味辛温，则以药味亦水谷之属，而味能统气也"。但主张药物气、味要分别对待，药物之气对应病之气机，药物之气包含"寒、热、温、凉、平"五气。因此在辑佚《本经》时强调"夫病在气机，治病亦在气机，今仍留气字"。《本经经释》注解每味药物，必从性味始。在《伤寒方经解》一书中提出"论经方者，须明药性，明药性者，须考《本经》"，书中悉采《本经》《别录》之气味主用，以解经方。姜氏首次在本草经辑本正文中纳入"有毒、无毒"字样，体例如"麻黄气味辛平有毒主五劳七伤……"《本经经释》解为"麻黄

者，大麻花也。辛通而平不峻也。有毒者，以毒攻疾而慎服也
……"《本经经释》对于有毒、无毒的注解以《素问·五常政大论》中"大毒治病，十去其六，常毒治病，十去其七，小毒治病，十去其八，无毒治病，十去其九"的观点为原则进行注解，有毒则释为"力巨""力峻""力重""功用大""以毒攻疾""不可久服"等，无毒则释为"养中和""力不悍"等。姜氏基于《素问·五常政大论》所述原则提出"三慎"养生观点，即"夫平居慎养，读经慎思，临病慎药，守此三慎，孰有瘳乎"。

3. 治病在气机，尤重宗气、冲脉、三焦作用

"夫病在气机，治病亦在气机。"姜氏认为，人体疾病的发生源自气机不畅，或脏腑素虚而生化无源，或外邪蛊毒戕害元真之气，影响气机而致病。姜氏释药物的有毒、无毒是从调理"气机"入手，释药物主治病症也是主要从"气机"变化着手，因此尤为重视宗气、冲脉、三焦的作用，故在《本经经释·序例》中言："于众所忽略者，每详言之，如宗气、冲脉、三焦之类于《内经》分见者，每互引之，如九窍、胞、荣之类。"宗气是构成人体气机变化的主要物质，冲脉与三焦是气机变化的重要通道。

（1）宗气的作用　①诸药所补之气为"宗气"。在释丹砂、丹参、旋花、茵陈蒿、柏实等药中"益气"条认为其所补即为"宗气充"或"平补"宗气，大枣条中"补少气"也是补宗气，苦菜条中"益气"为邪热伤宗气。②"宗气"是维持人体生命活动的重要物质。在石膏条中"不能息"为邪热伤宗气所致。姜氏总结宗气的作用为"贯心脉而行呼吸""充养胃之大络""出于鼻而为臭""宗脉通而耳目聪明"等。总结宗气的通路：

贯心脉，随心脉而入耳；上走息道，下出气街；充于胃之大络。

（2）冲脉的作用 ①"冲与少阴肾下行""冲任循腹右上行""冲脉为病逆气里急"与肺主气、心主血、肝藏血、脾藏荣、膀胱气化等功能，通过药物的功效实现气血的升降有序，达到治疗"安五脏""疗心悬""欬逆上气"及心腹病证等。②"冲脉为十二经脉之海"与阳明、带脉等功能相合，通过药物调节来治疗九窍不通、女子带下病、无子及男子阴痿等病症。③"冲脉至胸中而散"的特性，可以通过冲脉来治疗胸痛、瘀血停内等病。④"冲脉、任脉上循背里为经络之海"的特性，与"巨阳"相合治疗腰脊痛等病证。

（3）三焦的作用 ①三焦主腠理、上焦宣发，通过药物功效可以除风寒湿痹、身体诸痛、寒热、杀皮肤中虱等病症，姜氏根据《金匮》"腠者三焦会通元真之处，理者皮肤脏腑之纹理"，认为蛊毒、鬼疰之类为邪害元真而痰郁所致，辨证亦要从三焦论治。②从"三焦决渎之官，水道出焉，上焦如雾，中焦如沤，下焦如渎"出发，认为水道不利、癃闭、下利、消渴、下水等病证皆与三焦有关。

后人对《本经经释》一书臧否有异，争议的焦点即在其以经解经之上。固然此种方法有其局限性，但是其对学术传承的稳定性不能抹杀。换一种角度看《本经经释》，它也为我们合理理解古代病证提供了参考。

附录　神农本经经释目录

上品药一百二十种

丹砂	云母	玉泉	石钟乳
矾石	消石	朴消	滑石
空青	曾青	白余粮	太乙余粮①
白石英	紫石英	五色石脂	菖蒲
菊花②	人参	天门冬	甘草
干地黄生地黄附	术	菟丝子苗附	牛膝
茺蔚子茎附	女萎即玉竹	防葵	麦门冬
独活	车前子	木香	薯蓣即山药
薏苡仁根附	泽泻	远志苗附	龙胆
细辛	石斛	巴戟天	白英
白蒿	赤箭即天麻	菴䕡子	菥蓂子即大荠
蓍实	赤芝	黑芝	青芝
白芝	黄芝	紫芝	卷柏
蓝实	蘼芜即江蓠	黄连	络石俗名三角锋
蒺藜子	黄芪	肉苁蓉	防风
蒲黄	香蒲	续断	漏芦
天名精	决明子	丹参	飞廉
五味子	旋花	兰草	蛇床子
地肤子即扫帚	景天	茵陈蒿	杜若

---

①太乙余粮：姜辑《本经》作"太一余粮"。
②菊花：姜辑《本经》作"鞠华"。

沙参	升麻^{移入}	石龙刍^{即龙须草}	云实^{花附}
王不留行^{吴本}	牡桂	箘桂	松脂
槐实	枸杞^{即地骨皮}	橘柚	柏实
茯苓	榆皮	酸枣	干漆^{生漆附}
蔓荆实^{小荆实附}	辛夷^{即木笔}	杜仲	桑上寄生^{实附}
女贞实	蕤核	藕实茎	大枣^{叶附}
葡萄	蓬蘽^{即蒛葐蘸}	鸡头实^{即芡实}	胡麻^{叶附}
麻蕡^{子附}	冬葵子	苋实	白冬子^{即冬瓜子}
苦菜^{即茶}	龙骨^{齿附}	麝香	熊脂
白胶	阿胶	石蜜	蜂子^{大黄蜂土蜂附}
蜜蜡	牡蛎	龟甲	桑螵蛸

中品药一百二十种

雄黄	雌黄	石硫黄	水银
石膏	磁石^{即爠铁石①}	凝水石	阳起石
理石	长石	石胆	白青
扁青	肤青^{吴本}	干姜^{生姜附}	莫耳实^{即苍耳}
葛根^{葛谷附}	栝楼根	苦参	柴胡^{即银州柴胡}
芎䓖	当归	麻黄	通草^{即血木通}
芍药	蠡实^{花根叶附}	瞿麦	元参
芄	百合	知母	贝母
白芷	淫羊藿	黄芩	石龙芮^{即胡椒菜}
茅根	紫菀	紫草	茜根^{俗名锯锯藤}
败酱	白鲜皮	酸浆^{灯笼草红姑娘}	紫参

①爠铁石：疑即指"吸铁石"。

藁本	狗脊	草薢	白兔藿即奶浆藤
荣实①即蔷薇	白薇	薇衔即麋衔	翘根连翘并入
水萍	王瓜即土瓜蒌	地榆	海藻
泽兰	防己	牡丹	款冬花
石韦	马先蒿	积雪草	女菀
王孙	蜀羊泉即漆姑草	爵床俗名一抹光	厄子
竹叶竹根竹实附	蘖木檀桓附	茱萸根附	
桑根白皮叶桑耳五木耳附	芜荑	枳实	
厚朴	楮皮	椒	山茱萸
紫葳即凌霄花	猪苓	白棘	龙眼吴本
木兰	五加皮	卫茅	合欢即夜合
栀子即樞实	梅实	桃核仁	杏核仁
蓼实马蓼附	葱实茎白附	薤	假苏即荆芥
水苏即紫苏	水靳即芹菜	发髲	白马茎眼悬蹄附
鹿茸	牛角鰓髓胆附	羖羊角	牡狗阴茎胆附
羚羊角	犀角	牛黄	豚卵悬蹄附
麋角	丹雄鸡头肪肠肶胵裹黄皮屎口黑雌鸡翮羽鸡子鸡白蠹附		
雁肪	鳖甲	鮀鱼甲	蠡鱼
鲤鱼胆	乌贼鱼骨	海蛤	文蛤
石龙子	露蜂房	蚱蝉	白僵蚕

下品药一百二十五种

孔公孽	殷孽	铁粉阙铁精附	铁落
铁	铅丹	粉锡	锡镜鼻

---

①荣实：姜辑《本经》作"营"。

代赭石	戎盐	大盐	卤咸
青琅玕	礜石	石灰	白垩
冬灰	附子	乌头	天雄
半夏	虎掌 由跋并入南星		鸢尾 即射干苗
大黄	葶苈	桔梗	莨菪子 即醉仙花
草蒿	旋覆花	藜芦	钩吻射干
蛇含	常山	蜀漆 即常山苗	甘遂
白蔹	青葙子 即草决明	雚菌	白及
大戟	泽漆	茵芋 即猫儿眼	贯众
荛花	牙子 过路黄毛脚鸡		羊踯躅 即闹羊花
芫花	姑活 吴本	别羁	商陆
羊蹄 即牛耳带黄	萹蓄	狼毒	鬼臼 即独脚莲
白头翁 即野丈人	羊桃 即苌楚	女青	赭魁 移入
石下长卿 徐长卿并入		茴茹	乌韭 瓦松生于石上
鹿藿 野绿豆	蚤休 七叶一枝花	石长生	陆英
荩草 绿竹	牛扁 俗名水观音草		夏枯草
屈草 即勾藤	巴豆	蜀椒	皂荚
柳华 叶实子汁附	楝实	郁李仁 根附棠棣	
莽草	雷丸	梓白皮 叶附	桐华 叶附
石南 实附	黄环 狼跋子根	溲疏	鼠李 即牛李
松萝 松上寄生	药实根	蔓椒 即狗屎椒	栾华
淮木 百岁城中木	大豆黄卷 黑大豆赤小豆粟米黍米附		
腐婢 即小豆花	瓜蒂	苦瓠 即苦瓟	
六畜毛蹄甲	燕屎 吴本	鹰屎白 移入	鼹鼠 鼫鼠
伏翼 天鼠屎并入	虾蟆	马刀	蟹
蛇蜕	猬皮	蠮螉 细腰土蜂	蜣螂 推屎婆

蛞蝓涎螺虫　　　白颈蚯蚓　　　蛴螬　　　　石蚕

雀瓮杨瘌子　　　樗鸡　　　　　斑猫　　　　蝼蛄即土狗子

蜈蚣　　　　　　马陆百足虫　　　地胆　　　　萤火

衣鱼蠹鱼　　　　鼠妇吴本地虱子　水蛭即马蟥　木虻

蜚虻牛蚊子　　　蜚蠊俗名偷油婆　䗪虫即地鳖　贝子

总 书 目

I

本 草

方 书

卫生编

袖珍方

仁术便览

古方汇精

圣济总录

众妙仙方

李氏医鉴

医方丛话

医方约说

医方便览

乾坤生意

悬袖便方

救急易方

程氏释方

集古良方

摄生总论

辨症良方

活人心法（朱权）

卫生家宝方

寿世简便集

医方大成论

医方考绳愆

鸡峰普济方

饲鹤亭集方

临症经验方

思济堂方书

济世碎金方

揣摩有得集

亟斋急应奇方

乾坤生意秘韫

简易普济良方

内外验方秘传

名方类证医书大全

新编南北经验医方大成

临证综合

医级

医悟

丹台玉案

玉机辨症

古今医诗

本草权度

弄丸心法

医林绳墨

医学碎金

医学粹精

医宗备要

医宗宝镜

医宗撮精

医经小学

医垒元戎

医家四要

证治要义

松厓医径

扁鹊心书

素仙简要

慎斋遗书

折肱漫录

丹溪心法附余